はじめての薬膳生活

心と体を元気にする食べ方・暮らし方

国際薬膳師・鍼灸師
岡尾 知子 著

法研

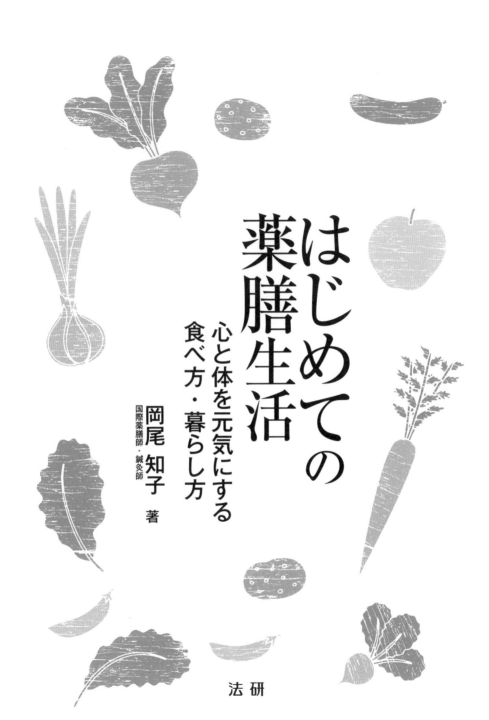

はじめに

私が東洋医学に興味をもち始めてから、20年余りの歳月が経ちました。
薬膳、中薬（中国医学の漢方薬）を学び、鍼と灸を修得して、
現在は鍼《しん》灸《きゅう》師《し》として患者さんの心身に向き合うようになりました。
そのなかで、ますます感じるのは、東洋医学の奥深さと素晴らしさです。
「東洋医学とはどんな医学なのですか？」と聞かれたら、私はこう答えます。
「自らがもつ、治る力（自然治《ち》癒《ゆ》力）を後押しする医学です」と。

生きている体は不思議なもので、快調なときは何もしなくても毎日がスムーズに運びます。

けれど、ちょっと調子を崩すと、心身が空回りしたり、動けなくなったりしてしまいます。

そこに気づきを与え、治癒に向けて全体を整えるのが東洋医学なのです。


そう考えると、私たちは、日々、東洋医学を実践していると感じます。

デスクワークの合間に大きな伸びをする。

コンビニで体にいいお茶を買って飲む。

休みの日に朝の散歩をする。

これらはすべてちょっとした習慣です。

でも、そのちょっとしたことが心と体を整えるのに大いに役立っているなら、
すべて広い意味での東洋医学の実践といえるのです。

この本のタイトルになっている「薬膳生活」は、まさに治る力を後押しする生活。
薬膳や鍼灸のもとになっている中国医学の理論に触れながら、
毎日の食事・生活から体を整えていくヒントをお伝えします。
どんな方にもすぐにお試しいただけるように、
季節やお悩みに合わせた料理を多数ご紹介しています。
薬膳というと、特別な食材が出てくるものと思われがちですが、
料理の材料はすべて、スーパーで手に入るものにこだわりました。

しっかり理解したい方は1章、2章の内容から。
理論が難しいと思われる方は3章、4章のお料理のページから。

ご自身のペースに合わせて、ゆっくり、じっくり、読んでいただけたらうれしいです。

岡尾　知子

もくじ

冬のレシピ

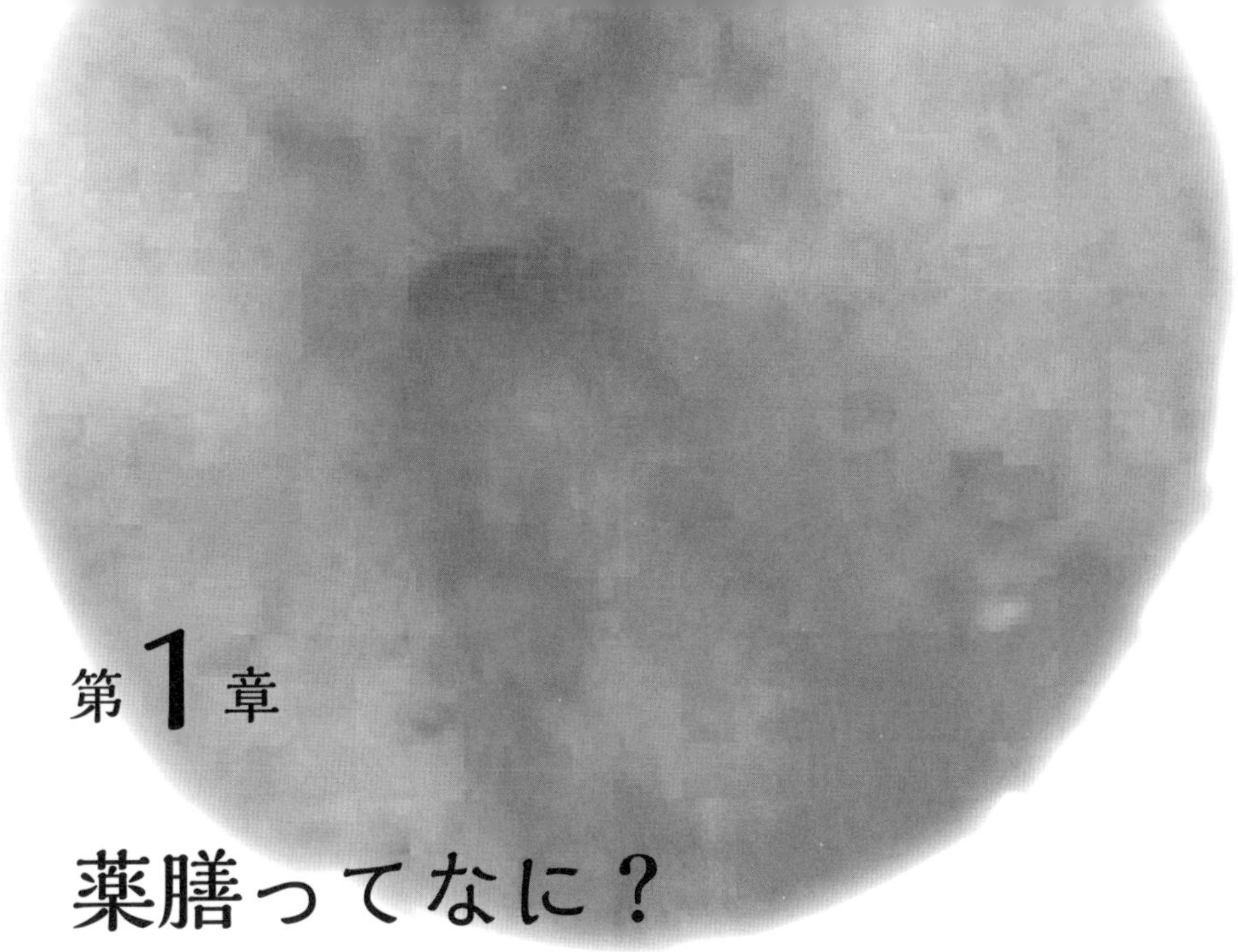

第1章

薬膳ってなに？

薬膳は、漢方、鍼灸と同様、東洋医学に基づく食べ方の知恵。
「薬膳って、体によさそう」「興味があるけど難しそう」と
思っている方のために、薬膳とはなにかを簡単に解説します。

薬膳の基本は「治未病《ちみびょう》」を目指す中医学

食事による〝養生《ようじょう》〟は 薬による〝治療〟以上に大切です

「薬膳」と聞いて、みなさんはどんなイメージをもたれますか？

「漢方薬のような特別な素材が入っている」「体にいいけれど、おいしくなさそう」「家で作るのは大変」「お粥《かゆ》やスープばかりなのでは？」……。

そんなイメージを抱かれる方が多いのではないでしょうか。それは大きな誤解。じつは、スーパーで手軽に手に入る身近な食材だけで実践できます。そして、メソッドを理解すれば、年齢、性別、体質を問わず、どんな人にも応用できます。

薬膳は、健康的な食事を考えるときの基本に据えることができる〝食べ方の知恵〟なのです。この本では、薬膳の基本を、ステップを追って解説していきます。そこで最初に、薬膳の歴史をひも解きながら、その魅力を紹介しましょう。

薬膳のルーツは、中国最古の王朝・商《しょう》の時代。料理人・伊尹《いいん》が、王の体調に合わせて作ったスープが、薬膳・漢方薬の始まりとされています。つまり、薬膳も薬も、ルーツは同じだったことがわかります。

時代は下って漢《かん》の時代。この時代に出版された中医学の古典『神農本草経《しんのうほんぞうきょう》』には植物、動物など365種類の薬が掲載されています。これらは「上薬」「中薬」「下薬」の3つに分類されている

中医学
数千年という長い歴史に裏付けられた、中医薬学の理論と臨床経験に基づく中国の伝統医学のこと。

『神農本草経《しんのうほんぞうきょう》』
中医学の三大古典のひとつ。その他に、中国医学の基礎理論をまとめ、鍼灸《しんきゅう》療法を説いた『黄帝内経《こうていだいけい》』、病気のメカニズムと薬の基礎を説いた『傷寒雑病論《しょうかんざつびょうろん》』がある。

のですが、「上薬」といわれているのが、副作用が少なくだれもが使える素材で、効き目は鋭いが毒性のある薬（下薬）より有用であるとされています。

「上薬」の多くは、ショウガ、山イモ、シソなど、私たちが日々、目にする食材。このことから、食事による〝養生〟はれっきとした医学（予防医学）、しかも、病気になってから治す〝治療〟より大切だと考えられていたことがわかります。

治《ち》未《み》病《びょう》（未《いま》だ病《や》まざるを治す）

これこそが、健康に、美しく、活動的に長生きするための秘訣だと私は考えます。

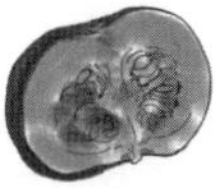

人はみな〝未病《みびょう》〟の状態　だからこそ「薬膳」「養生」が効く

生きていればみな、ちょっとした不調はあるはず。しかし、検査しても異常が見つからないことが少なくありません。いっぽう、「健康には自信がある」という人が、ちょっとしたストレスで体調を崩すことも。未病とは、そんな状態のこと。私たちの体は絶えず変化し、多かれ少なかれ、常に未病の状態にあるのです。それを治すのは、医者でも薬でもない、自分自身が行う養生にほかなりません。

これからお話しする薬膳の理論は、まさに「治未病」に役立つもの。ぜひ、いっしょに理解し、実践していきましょう。

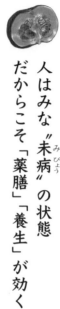

健康とはバランスのとれた状態のことです

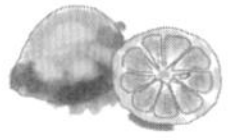

バランスのとれた状態を 東洋医学では「中庸《ちゅうよう》」といいます

中医学をはじめ東洋医学の特徴は、体を〝全体〟としてとらえる点にあります。では、〝全体〟でとらえるとは、どんなことなのでしょう。

私たちは、住んでいる場所、そのときの気候、所属する社会や組織など、さまざまな環境のもとに存在しています。体はその一部、大きな宇宙の一部にすぎません。

いっぽう、ひとつの体に目を向けると、そこには肉体があり、精神がある。さらに、肉体は血液、骨、筋肉や器官などで構成されている。これらは、ひとつひとつ切り離せるものではありません。体は小さな〝全体〟、小さな宇宙なのです。

では、体はなぜ調子を崩し病気になるのでしょうか。きっかけは、〝全体〟の中で起こるバランスの崩れにあります。

バランスのとれた状態のことを、東洋医学では中庸といいます。たとえば、冷え性を訴える人の中には、下半身は冷えているのに頭には熱がこもっている人がいます。これは、体内に冷えと熱の偏《かたよ》りがある状態で中庸とはいえません。また、ショックなことがあって悲しみに暮れているとき、空腹なのにまったく食べられないことがあります。これも、心と体のバランスが崩れた状態で、中庸とはいえないでしょう。このように、心と体はちょっとしたことで揺れ動き、バラン

中庸《ちゅうよう》
儒教やギリシャ哲学で「偏りのない状態」をいう哲学用語。人には本来、冷えれば温め、発熱すれば冷まして平熱に戻す恒常性《こうじょうせい》（ホメオスタシス）が備わっている。それが正常に機能した状態が、バランスのとれた「中庸」な状態（＝健康）である。

スを崩してしまいます。

食事、運動などの養生こそ「中庸」を保つ秘訣

中庸を保つのも崩すのも、その人の暮らし方しだい。最も大切なのは、食事や運動、睡眠や入浴などの日常生活です。体をつくるのは食べ物という考え方もありますが、それだけではなく、寝て起きて、活動して休んで、という生活そのものが体をつくっています。

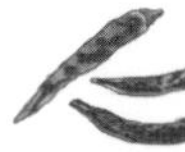

過ぎたるは及ばざるがごとし「気楽に楽しみながら」続けましょう

そこで、生活改善を！　となるのですが、ここでひとつ注意してほしいことがあります。それは、あまり厳しく考え過ぎないこと、無理をしないことです。意識の高い人ほど、薬膳を学ぶと食べ物に厳格になります。何を食べるにも「薬膳理論に反していないか」と細かくチェックしたり、添加物や産地のわからないものをいっさい排除したり、規則やタブーを過剰に課してしまうのです。

「中庸」の反対の意味は「過ぎたるは及ばざるがごとし」。

考え過ぎは、それ自体がストレスを生み、バランスを崩す原因につながりかねません。

だから、最初は「無理なく、楽しく」。食事にしても運動にしても、１００点満点を目指すのは逆によくないと思ってください。ときには気を抜いて、70点くらいの意識で取り組むのがちょうどいい加減！　それが、心にも体にも優しい健康的な養生《ようじょう》の秘訣です。

最も重要なのは養生《ようじょう》。その〝柱〟に薬膳を

東洋医学の分野には
漢方薬、鍼灸《しんきゅう》、養生があります

東洋医学というと、真っ先に頭に浮かぶのが漢方薬ではないでしょうか。漢方は日本独自に発展した薬による治療法。そのもとになっているのは、中国の漢代に書かれた『傷寒論《しょうかんろん》』という古典です。漢の時代の古典から発展したものだから「漢方」なんですね。

東洋医学の実践は、薬によるものだけではありません。鍼《はり》やお灸《きゅう》を用いた鍼灸治療も東洋医学の一分野です。そして、日常生活の中で実践できる薬膳や、温泉療法、気功《きこう》などの養生も、東洋医学の一分野です。

薬や鍼は、専門家によって治療してもらうもの。ですから、症状が重かったり、長期間に及んでいたり、自分の手ではどうしようもないようなときに助けになる方法といえるでしょう。

いっぽう、養生は、自分自身が生活の中で実践できるもの。薬や鍼とは異なり、他人の手を借りることなくできますから、非常に手軽。そして、思った以上に効果があります。

想像してみてください。不規則な生活をして薬のお世話になっている人と、活動的でご飯をおいしく食べられる人、どちらが健康的でしょうか。答えは後者です。薬や鍼灸にいくらお金をかけても、養生を軽く見ていればその効果は薄くなってしまうのです。

気功

深い呼吸を利用して意識をおさえ、精神を安定させる療法のこと。「調息（呼吸）・調身（姿勢）・調心（精神）」の三位一体《さんみいったい》で内面を調整する方法は、坐禅《ざぜん》にも通じる。
静かに行う「静功」と、体を動かしながら行う「動功」がある。

健康な体づくりの基本に「養生」
体調管理、治療の助けに「鍼灸」
本当に具合が悪いときに「薬」

東洋医学的に健康を維持するなら、右のような考え方を基本にするのがよいと思います。不調があると、薬を服用したり、さまざまな治療を試してみたくなりますが、まずは、生活をふり返り、生活の中でできること（養生）を大事にしてください。

薬膳を学ぶと東洋医学の「養生」の考え方がつかめます

薬膳は、養生の分野の柱に置いていただきたいものだと私は考えます。なぜなら、薬膳のベースには、漢方、鍼灸、気功など、東洋医学全般に共通する理論があるからです。

最初は「難しいな」「とっつきにくいな」と感じることもあるかもしれませんが、少しずつわかってきます。そして、扱う素材はふだん食べている食材ですから、少しくらい間違っていても毒にはなりません。だから、堅苦しく考えず「実践あるのみ」です。

それでは、いよいよ、薬膳、そして中医学の実践へと進んでいきましょう。

薬膳料理は3つのステップで組み立てます

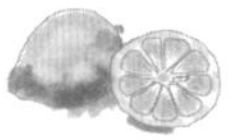

診断・評価・処方の3ステップで体と心を健やかに保ちましょう

中医学の薬膳とは、体と心を健やかに保つための食事法。その考え方は、漢方薬の処方と同じです。

漢方薬に配合されている生薬には、体を温めるとか、汗をかかせるとか、元気を補うとか、それぞれに作用があります。食事に使う食材にも、薬ほど強くはないけれど、ひとつひとつに性質、作用があります。これを利用し、体に合わせて工夫するのが薬膳です。

その実践方法は、3つのステップに分けられます。

ステップ① 診断…心身の状態を知るヒントを集める
ステップ② 評価…体の状態を評価する
ステップ③ 処方…適切な食材を選び料理する

この3つのステップについて、具体的に見ていきましょう。

漢方薬
日本漢方は、中国から伝わった理論をもとに日本独自に発展を遂げた。中医学と共通する点もあるが、体の状態をどう見るか、配合される素材の性質などにおいて、異なる部分が多々ある。「診断→評価→処方」で考える点は、いずれにも共通するポイントといえる。

ステップ1 診断　心身の状態を知るヒントを集める

中医学や漢方などの東洋医学では、血液検査やレントゲン検査などの代わりに「四診《ししん》」という方法で体の状態を見極めます。

四診は、望診《ぼうしん》(見る)、聞診《ぶんしん》(聞く、嗅《か》ぐ)、問診《もんしん》(問う)、切診《せっしん》(触れる)の4つ。これらから、体の状態を知るヒントを集めるのです。

薬膳の診断もこれと同様なのですが、いきなり漢方医と同じことはできないですよね。でも大丈夫！　状態を知る最大のヒントはとても身近なところにあります。それは体感です。「最近、体がだるいな」とか「食べ物がおいしくないな」とか、体で感じるサインからヒントを得てください。

また、体の状態は、季節、年齢、体質、精神状態などにも影響を受けます。これらは、体感にかかわらずだれにも共通して当てはまるもの。不調を感じていなくても、年齢や天候などの影響は必ず受けていると考えてください。

季節

気温、湿度、風など、季節にはそれぞれ特徴があります。その変化に合わせて体調も変化します。

年齢

年齢を重ねれば体質、体調は変化します。加齢による変化は病気ではありませんが、不調と密接に関係します。

体質

遺伝的なもの、生活習慣などから形成されたものなど、体質も体の状態を知る重要な要素です。

精神状態

ストレスは病気の原因に。東洋医学では、感情を「怒・喜・憂・思・悲・恐・驚」の7つに分けて考えます。

ステップ 2 評価　体の状態を評価する

ステップ1でさまざまなヒントを集めたら、それに基づいて今の体の状態を評価します。

たとえば、夏におなかの調子が悪くなったとしましょう。単純に「暑さにやられたかな？」と考えるかもしれませんが、そうとは限りません。

もし、その人が「エアコンの風があたるデスクで毎日デスクワークしている」「数日前に同僚とビアガーデンで暑気払いした」といった人であったら……。この方は、夏の「暑さ」ではなく「冷え」にやられていたことがわかります。

いっぽう、同じ症状でも「職場の人間関係で悩んでいる」「そのうえ、大事なプレゼンがあって残業続き」となったら、おなかの調子が悪いのはストレスによる気の滞《とどこお》りからくるものだと推測できます。

評価することは、薬膳の大事なポイント。東洋医学の評価には、次のような要素があります。くわしい内容は20ページ以降で説明します。

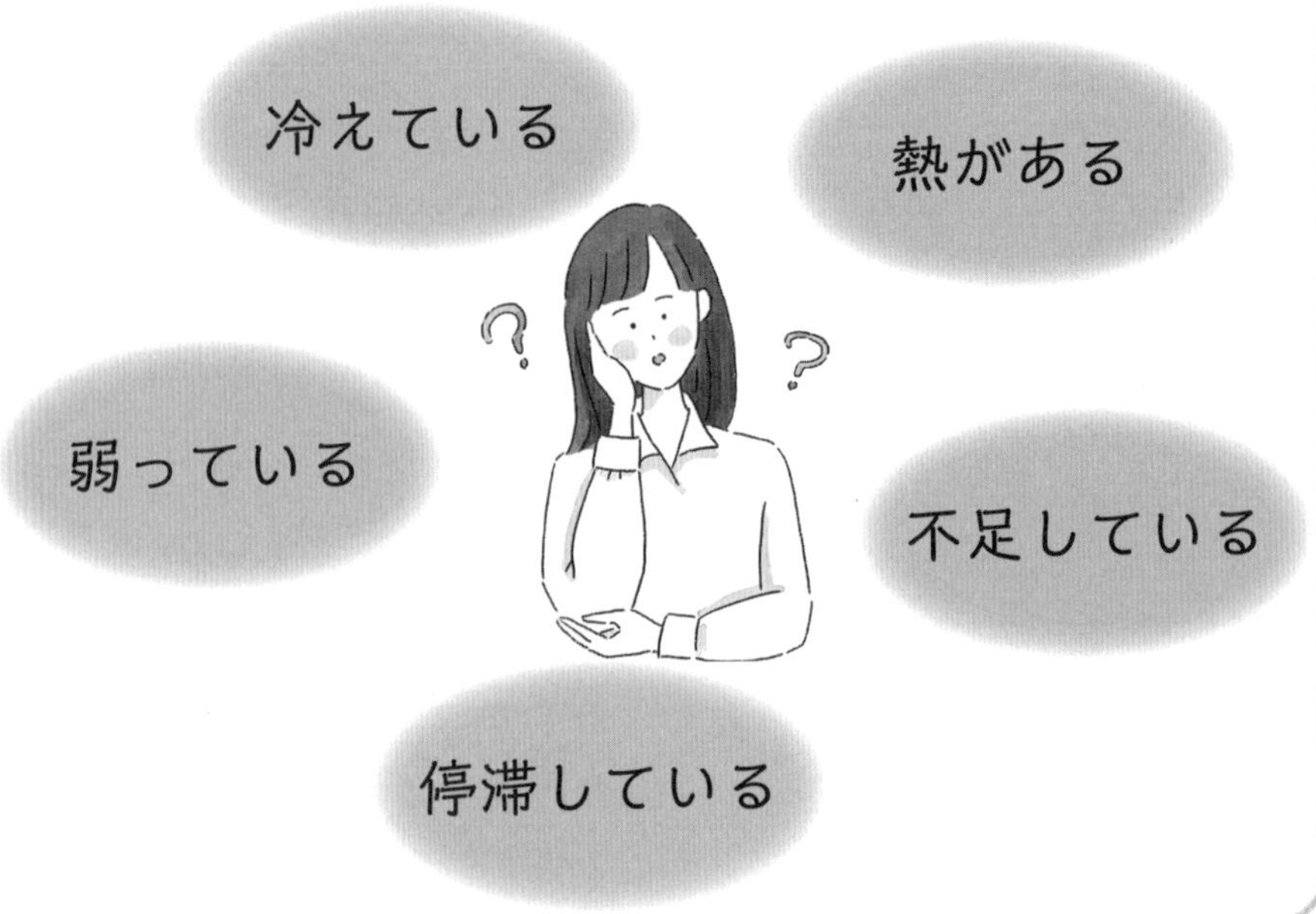
冷えている
熱がある
弱っている
不足している
停滞している

ステップ3 処方　適切な食材を選び料理する

体の状態を把握したら、それに合わせて食材を選んでいきます。

もし、体に冷えがあるなら、温める性質のある食材を選びます。もし、ストレスで気の巡りが悪くなっているなら、発散させる性質や、気の巡りを促す性質のある食材を選びます。

体の状態に合わせて選んだ食材を使ってメニューを組み立てれば、それがりっぱな薬膳料理になるわけです。

食材の性質については、18～19ページでくわしく解説します。また、本書の巻末には、食材の性質をまとめた「薬膳食材早見表」もつけてあります。具体的な薬膳の実践はこれから解説しますが、日々の食事を考える際は、ぜひこれらを参考にしてください。

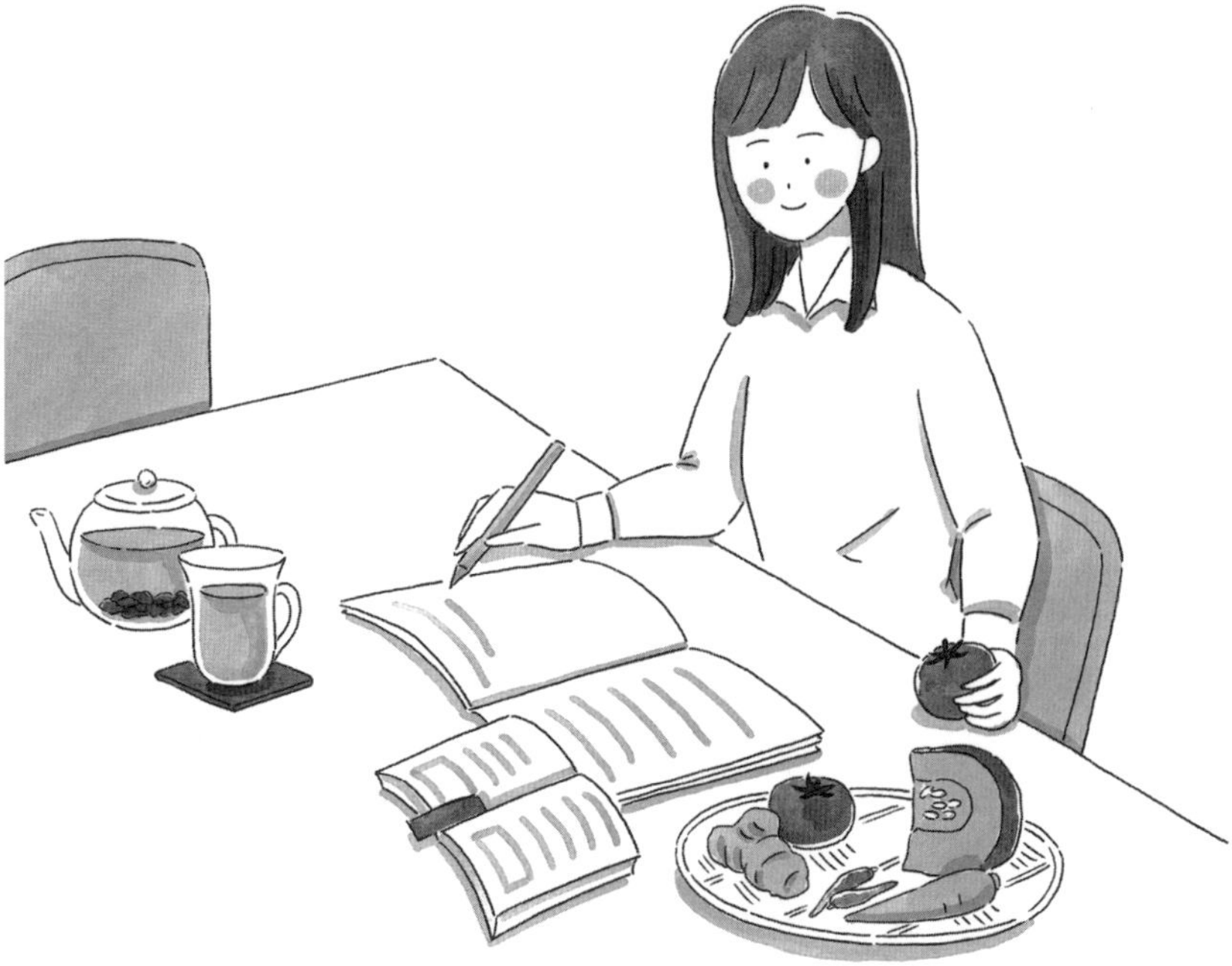

薬膳の基本　食材の分類を知ろう

薬膳では、あらゆる食材をその性質、作用によって分類します。その中で、最も大事なのが「五気《ごき》（温めるか冷やすか、どちらでもないか）」「六味《ろくみ》（6種類の味と、味のもつ機能による分類）」です。これは、季節、体調、体質などによって食べ物を選ぶ際の基本となります。

五気とは

温める性質があるか、冷やす性質があるかで分類されています。基本的な食材の性質です。

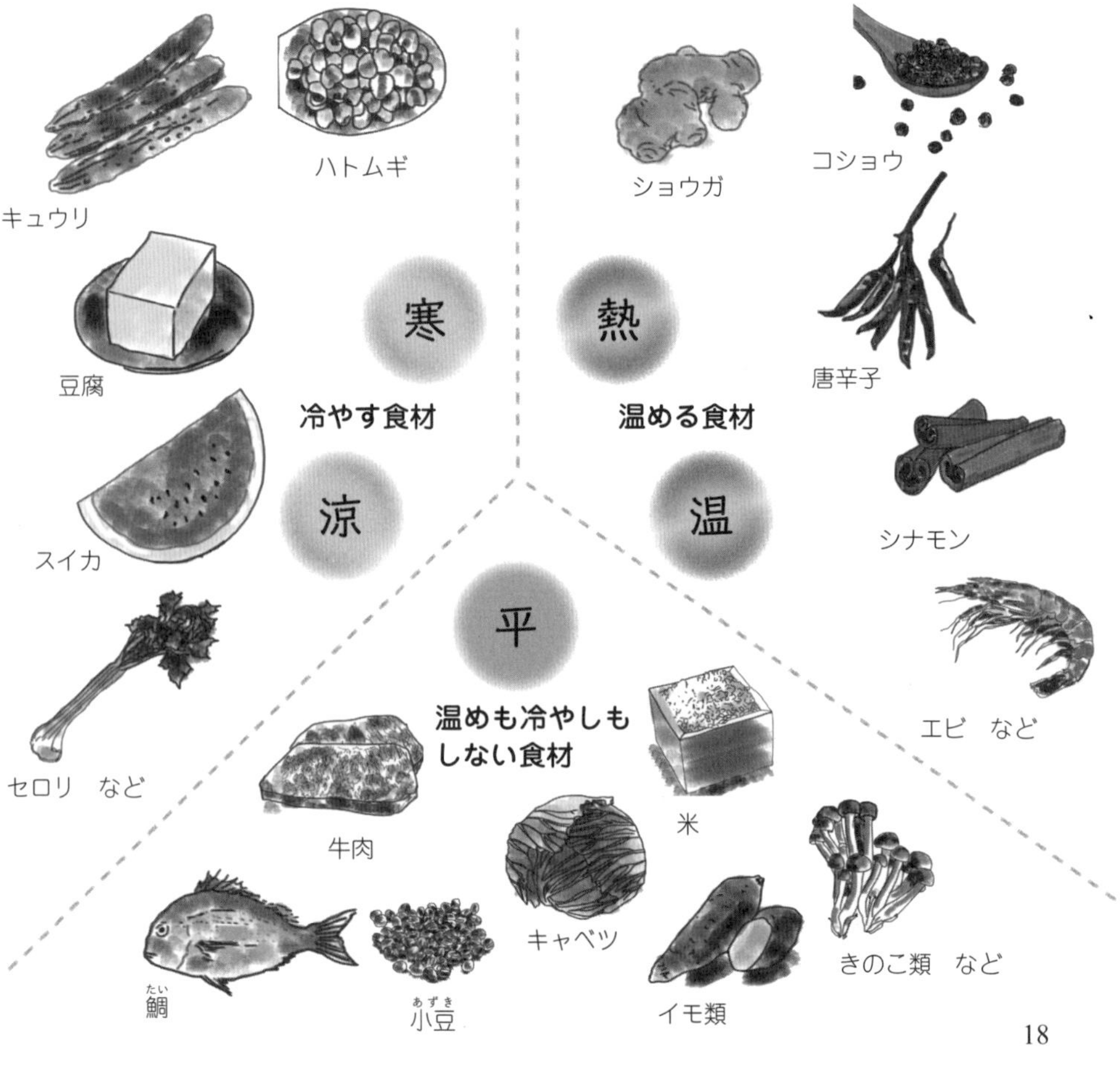

六味とは

食材には6つの味があり、それぞれの味は体に違った作用を及ぼします。

酸	ひき締める（収斂《しゅうれん》）作用があり、多汗、慢性下痢、頻尿《ひんにょう》に	トマト、レモン、酢など
苦	熱をとり、便通をよくする	茶葉、ゴーヤなど
甘	疲労によるパワー減退を補う。痛みの緩和も	穀類、肉類、フルーツ、卵など
辛	体を温め、気血の流れをよくする。発散を促す	ショウガ、コショウ、ニラ、ネギなど
鹹《かん》	堅まる症状を和らげる。便をやわらかくする	昆布、海苔《のり》、エビ、ホタテなど
淡	尿の出をよくする。湿気によるむくみ、下痢に	ハトムギ、冬瓜《とうがん》など

食材のもつ機能による分類

五気、六味のほかに、食材のもつ機能による分類があります。代表的な機能には下のようなものがあります。

発汗させるもの	熱を取り除くもの	水はけをよくするもの	消化を促すもの	冷えを取り除くもの
ネギ、シソ、 ショウガ、 パクチー など	キュウリ、 ゴーヤ、トマト、 セロリ、小麦 など	トウモロコシ、 ハトムギ、 小豆、黒豆、 冬瓜　など	ダイコン、 カブ、オクラ、 麹《こうじ》　など	唐辛子、ニラ、 シナモン、 コショウ、 鮭《さけ》　など

基礎理論①　体質、病気の性質は「寒熱」で見ます

冷えているか熱っぽいか それを見極めるのがスタートです

薬膳の最も大事なポイントは、「体の状態」に合わせて食べ物を工夫すること。「肉より大豆を」「白米より玄米を」など、世の中にはさまざまな食事法が浸透していますが、そういった〝単品主義〟とは異なります。そこで、「体の状態」を知るために必要な、中医学の基本をお話しします。

まず、体がどんな状態か、病気はどんな性質かを表す「寒熱」についてです。「寒」とは冷えている状態、「熱」は熱い状態。体質でいえば、寒がりは「寒」、暑がりは「熱」ということになります。

ただ、少しくわしくいえば「寒」にも「熱」にも深さがあるのです。少し難しくなりますが聞いてください。たとえば、窓を開けっぱなしで寝てしまい、起きたらゾクゾク悪寒《おかん》がするという人。まさに「寒」の状態ですが、寒さは今まさに体に入ってきたところ。浅い表面に存在します。

いっぽう、長年の冷え性で、お風呂に入ってもすぐに足が冷えて眠れないという人。これも「寒」の状態ですが、寒さは慢性化して自力で温めることが難しくなっている。「寒」は深い奥のほうにあります。どちらも、必要なのは「温めること」ですが、体の状態は同じではありません。

同じ「寒」でも、浅い所に存在する場合は比較的早く取り除くことができますが、深いところに存在する場合は、薬膳や生活改善などの養生を組み合わせ、長い目で改善に取り組む必要があります。

深さ（表裏《ひょうり》）
中医学では、浅い部分のことを「表《ひょう》」、深い部分のことを「裏《り》」という。病気が進むほど、病気の原因は「表」から「裏」に侵入していき、症状が慢性、重症化する。

【「寒熱」のバランス】

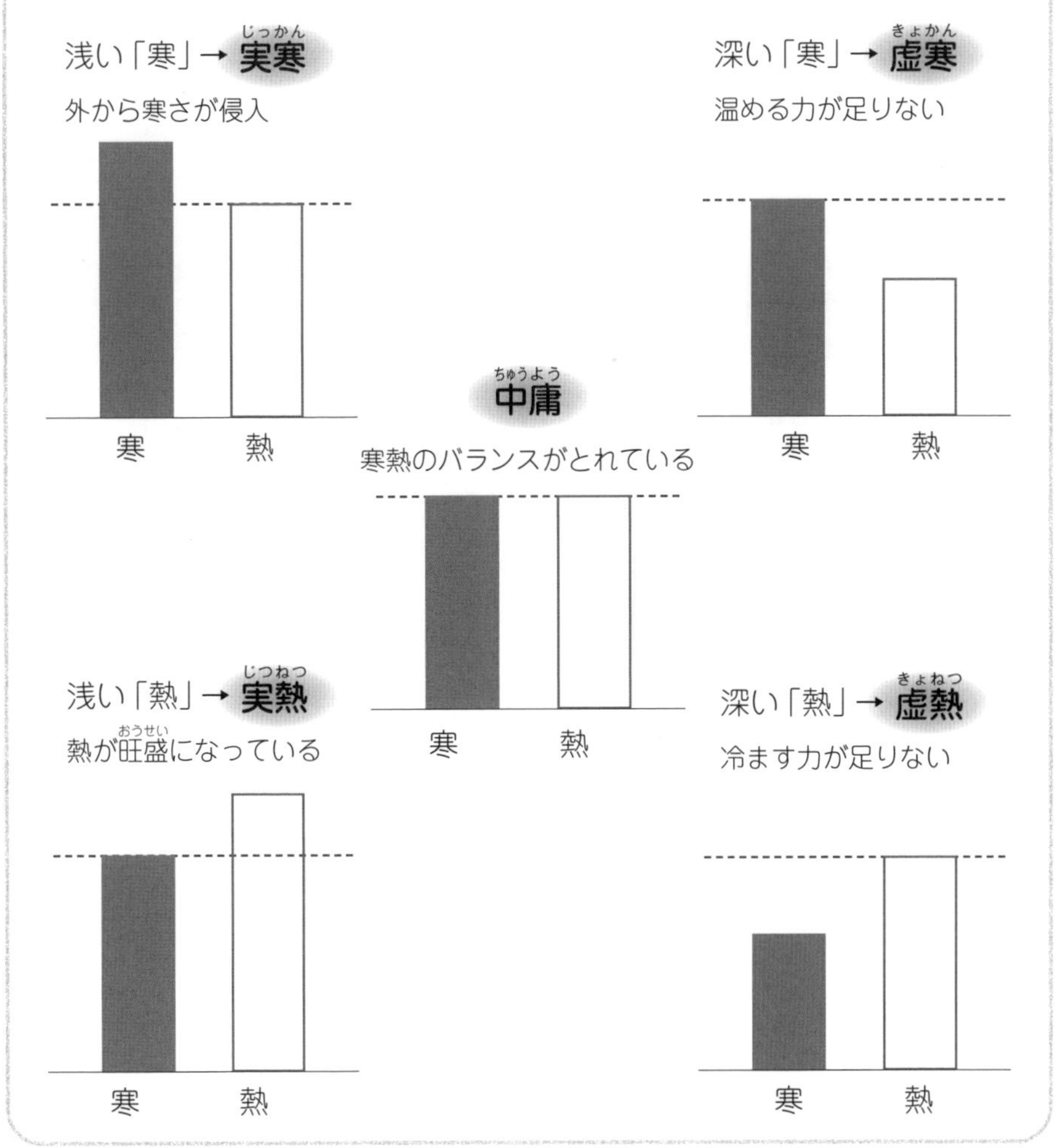

寒熱が浅い状態を「実寒」「実熱」、症状が深い状態を「虚寒」「虚熱」といいます。

実寒、実熱は、過剰な寒や熱を取り除けばよいのですが、虚熱、虚寒は、本来あるべき「温める力」「冷ます力」が補われないと根本解決にはなりません。

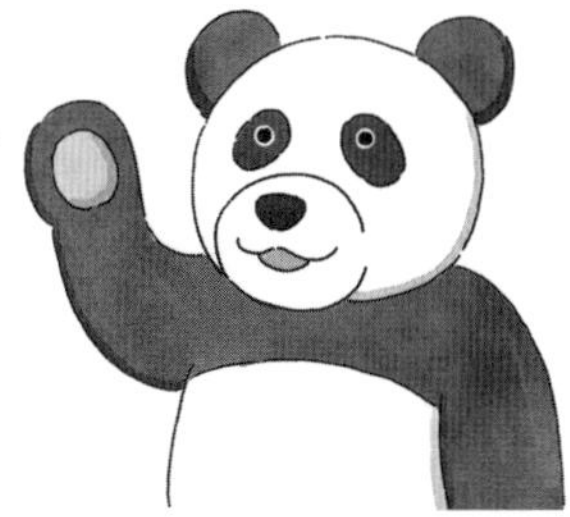

基礎理論②

体は「気《き》・血《けつ》・津液《しんえき》」で構成されます

「気・血・津液」の3つのどれかが不足したり、停滞すると不調が起こります

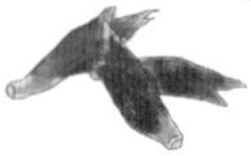

「気が滞《とどこお》っている」とか「血の巡りが悪い」といった言葉を聞いたことがあると思います。これらは東洋医学の用語。中医学では、体は「気・血・津液」の3つの物質からできていると考えます。物質というと、目に見えるものと思いがちですが、ここでいう物質はもう少し広い意味。いわば〝概念〟ともとらえられる存在です。

なかでも「気」は、東洋医学特有の存在。自然界にも体にも存在していて、簡単にいえば「生命エネルギー」の源です。

「血」と「津液」は、イメージ通り体の中にある液体。「血」は血管内を巡りながら栄養を供給する赤色の液体です。「津液」は「血」以外の液体で、汗や涙、粘液や髄液《ずいえき》などがこれに該当します。津液は私たちの体を適度に潤し、みずみずしい状態にしてくれます。

健康な状態なら、「気・血・津液」は十分に満たされ、滞《とどこお》りなく体内を巡っています。しかし、体は常に変化するもの。3つの成分のどれかが不足したり、停滞したりすることで、不調が起こってくるのです。

薬膳で目指すのは、食材のもつ機能・作用を利用して、不足を補ったり、滞りをとって巡りをよくしたりすること。目的をもって食べ物を工夫すると、それがじわじわと体に効いてくるのです。

津液《しんえき》

「津」とはサラサラの液体、「液」は粘度のある液体で、いずれも体に有用な存在。日本漢方では、「津液」を「水《すい》」といい、それが停滞した状態を「水《すい》毒《どく》」という。

【「気」「血」「津液」とは】

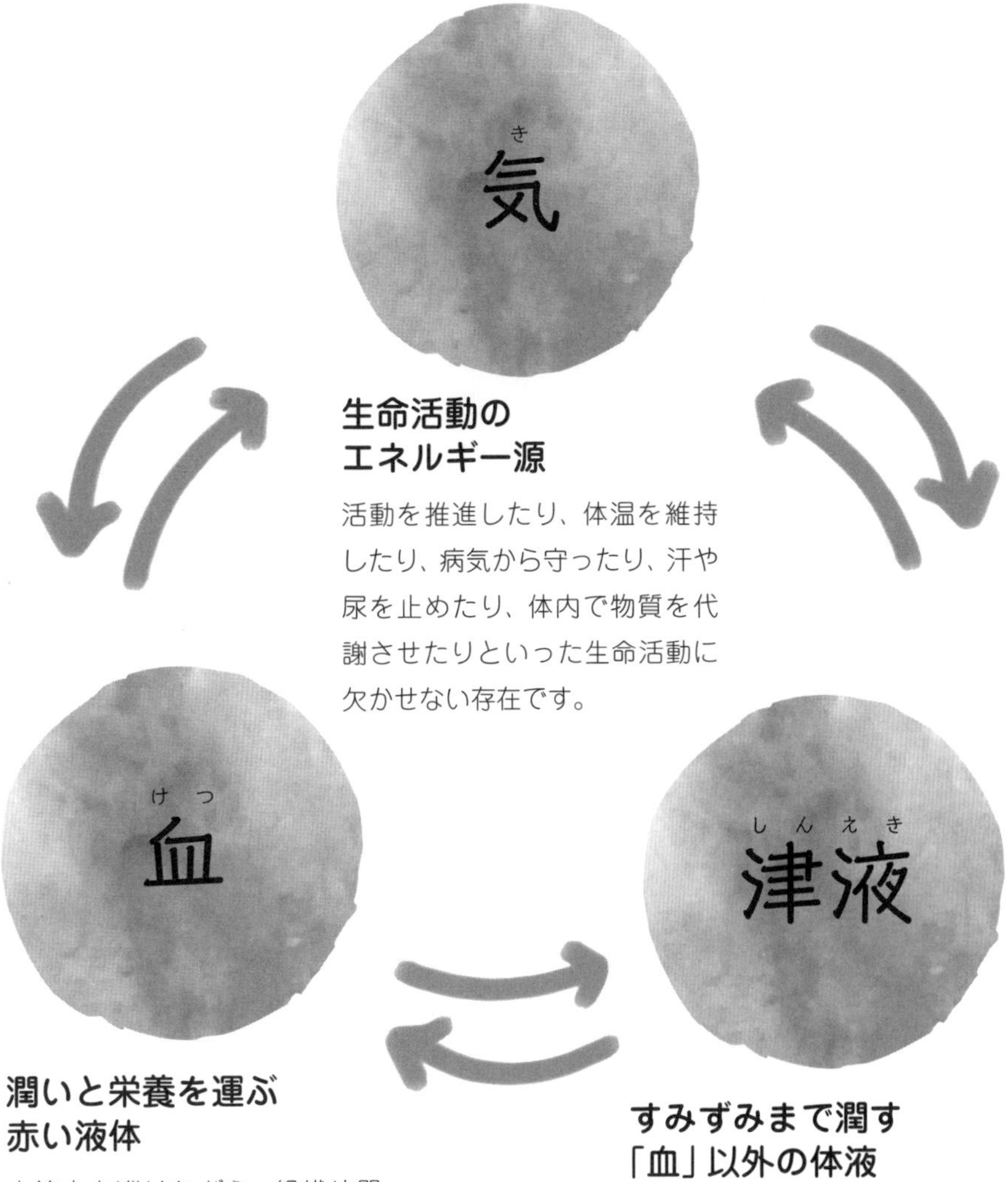

生命活動のエネルギー源

活動を推進したり、体温を維持したり、病気から守ったり、汗や尿を止めたり、体内で物質を代謝させたりといった生命活動に欠かせない存在です。

潤いと栄養を運ぶ赤い液体

血管内を巡りながら、組織や器官に栄養を送り届けます。東洋医学では、精神、意識、反応にも「血」が関係すると考えます。

すみずみまで潤す「血」以外の体液

骨、髄、目や鼻や口など、体の組織を潤します。体内の余分な熱を汗や尿として排出し、体温調節をする役割も担います。

基礎理論③ 五臓《ごぞう》は体を維持する〝機能〟を担当します

五臓とは、単に内臓のことではなく体の中で起こる生理現象をつかさどる存在

東洋医学のもうひとつの基本が、「五臓」の理論です。五臓とは、五臓六腑《ごぞうろっぷ》の五臓。「肝《かん》・心《しん》・脾《ひ》・肺《はい》・腎《じん》」の5つを指します。5つの漢字を見ると、あたかも肝臓や心臓など、内臓のことのように思えますね。しかし、そうではありません。五臓は、体の中で起こる生理現象をつかさどる存在で、それぞれ「胆《たん》・小腸《しょうちょう》・胃《い》・大腸《だいちょう》・膀胱《ぼうこう》」と結びつき、目や鼻などの感覚器や、筋肉、皮膚、骨などの器官を包括《ほうかつ》しています。そして、単独で存在するのではなく、密接に関係し、影響を与え合っています。

古代中国の人は、東洋思想の基本である「五行説《ごぎょうせつ》」に則って体の中を見つめ、「五臓」という概念を導き出したのだと私は思ってます。なんだかとても哲学的で非科学的に聞こえますね。

でも、西洋医学に照らし合わせてみたとき、じつは一致する要素が多々あります。たとえば、水をつかさどる「腎」。東洋医学で「腎」は生命力を蓄える大事な臓で、生殖や老化と深いかかわりがあるとされています。「腎」は命の源なのです。この「腎」（腎臓）について、最近、興味深い研究結果が出ました。腎臓が単に尿をつくる器官ではなく、全身にネットワークをつくり、人の寿命に関わる重要な存在であることがわかってきたのです。「腎」の役割が、現代科学で解明された！　私にはそう思えてなりません。「五臓」理論は非常に複雑なので詳述を控えますが、本の後半で「肝」や「脾」といった言葉が出てきます。その際は、「五臓」のことを指すと理解してください。

五臓六腑《ごぞうろっぷ》
五臓と六腑はそれぞれ密接に関係していて、これを「表裏関係」という。

五行説《ごぎょうせつ》
自然界に存在するすべてのものを、「木」「火」「土」「金」「水」の5つの要素に分類する思想。

【五臓の関係性】

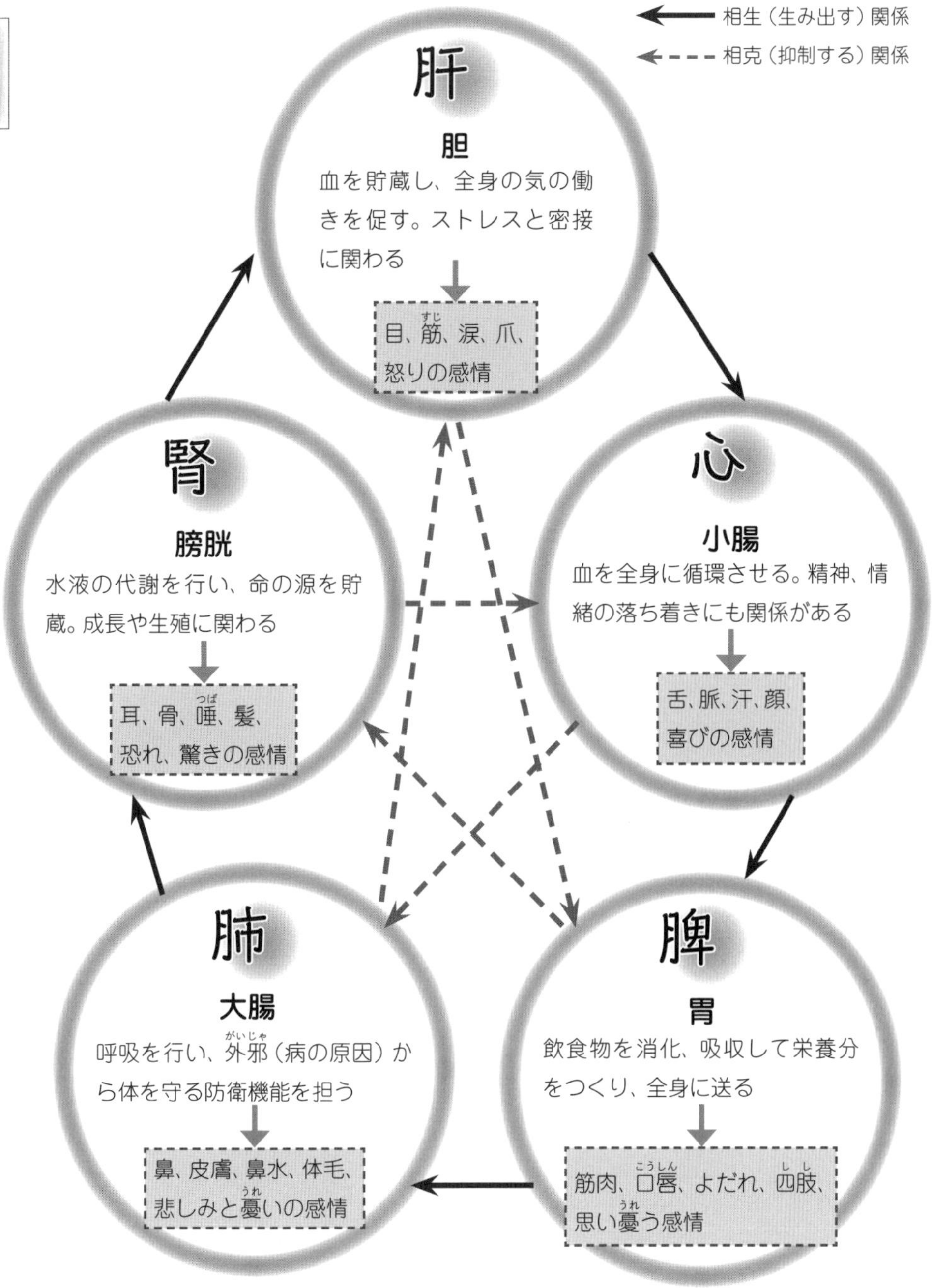
相生（生み出す）関係
相克（抑制する）関係
肝
胆
血を貯蔵し、全身の気の働きを促す。ストレスと密接に関わる
目、筋《すじ》、涙、爪、怒りの感情
心
小腸
血を全身に循環させる。精神、情緒の落ち着きにも関係がある
舌、脈、汗、顔、喜びの感情
脾
胃
飲食物を消化、吸収して栄養分をつくり、全身に送る
筋肉、口唇《こうしん》、よだれ、四肢《しし》、思い憂《うれ》う感情
肺
大腸
呼吸を行い、外邪《がいじゃ》（病の原因）から体を守る防衛機能を担う
鼻、皮膚、鼻水、体毛、悲しみと憂《うれ》いの感情
腎
膀胱
水液の代謝を行い、命の源を貯蔵。成長や生殖に関わる
耳、骨、唾《つば》、髪、恐れ、驚きの感情

陰陽理論と自律神経

最近、雑誌やテレビの健康特集で「自律神経」という言葉がよく聞かれます。自律神経には、交感神経と副交感神経があり、活動的な昼間の時間には交感神経が優位に、活動をやめて休息に入る夜の時間には副交感神経が優位になります。この2つは、血圧、脈拍、体温、呼吸、ホルモン分泌、内臓の働きなど、生命維持に欠かせない機能をコントロールしています。

交感神経と副交感神経は、東洋医学の陰陽理論と合致しています。東洋医学では、朝日とともに「陽」の気が高まっていき活動的な状態に、夕方に向かって「陽」が減り「陰」が高まってきて、夜は自然に深い眠りにつくと考えます。健康な体は陰陽のリズムがバランスよくとれていて、元気に動き、ぐっすり眠れるというわけです。

原因がわからない不《ふ》定《てい》愁《しゅう》訴《そ》の多くは、自律神経の乱れ、東洋医学的にいえば「陰陽のバランスの崩れ」が関係しています。加齢とともに陰陽のバランスが崩れるのは、ある意味自然な変化といえますが、問題は働き盛りの若い世代にもこうした傾向が見られることです。

私は鍼灸《しんきゅう》師で、日々、患者さんのお話をうかがっているのですが、不定愁訴の影にスマホが手放せない生活があると思えてなりません。「陰」と「陽」の切りかえのきっかけとなるのは太陽の光。目から光を受けると、「陽」の気（交感神経）のスイッチが入るのです。仕事の手を休めてひと息つくとき、私たちは無意識にスマホを触っていますよね。なかには、夜、ベッドの中でスマホを見る人もいるようです。四六時中、目にブルーライトを受けていては体も脳も十分に休まらないはずです。現代人は、自律神経を乱しやすい環境で暮らしています。そのことをしっかり自覚したうえで、陰陽のバランスのとれた生活習慣を意識したいものです。

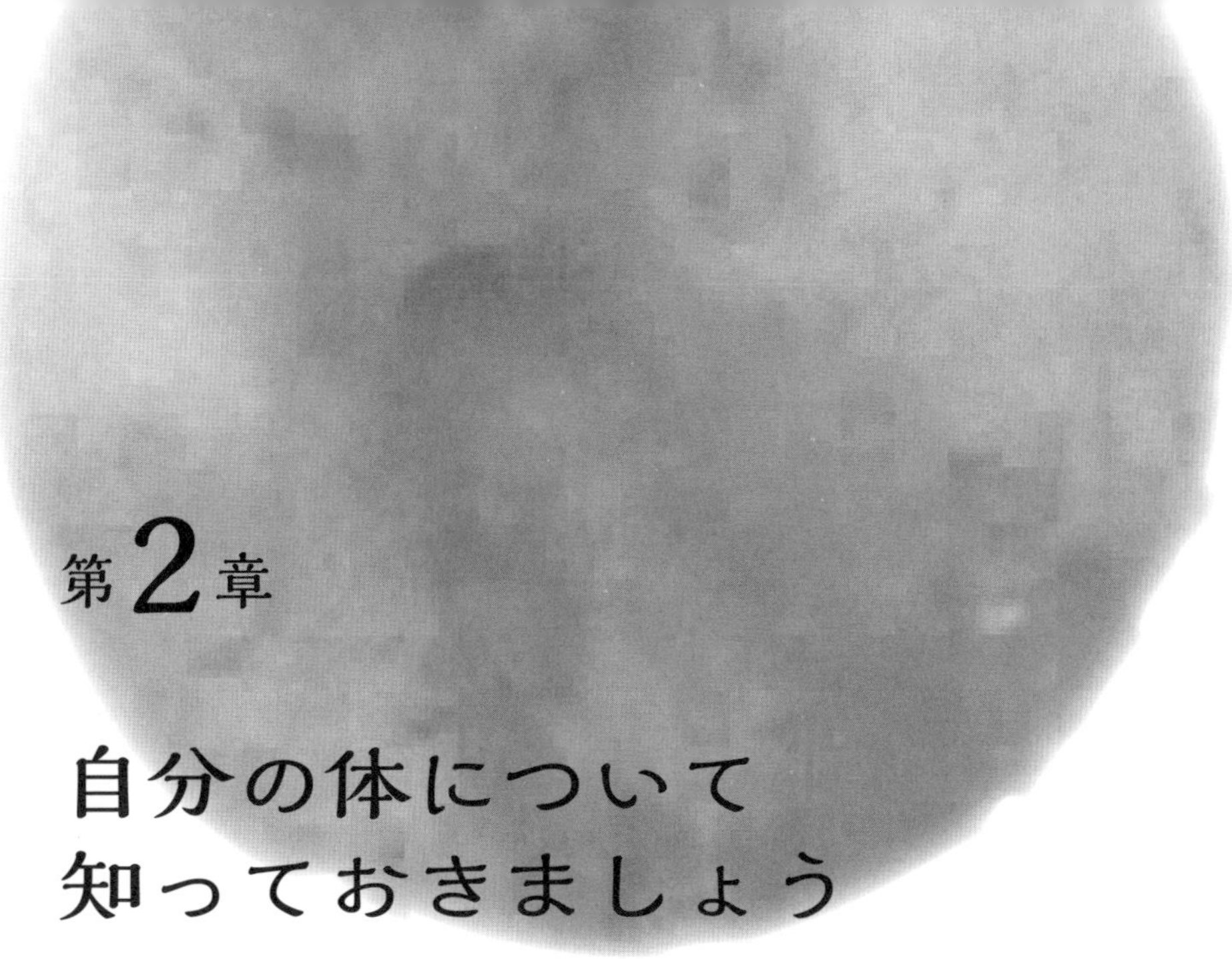

第2章

自分の体について知っておきましょう

薬膳のスタートは、「体の状態」を知ること。

体質はそのための重要な要素です。

中医学の考え方に基づき、自分の体質を確認しましょう。

体質は年齢や生活環境によって変化します

体質によって体と心の傾向と対策が推察できる

第1章でお話ししたように、体の状態を知ることは薬膳の実践において不可欠です。〝状態〟をつくる要素には、日々の気候、生活の変化などにより短期的に変化するものと、先天的なもの、長年かけて少しずつ形成されたものとがあります。前者は「体調」、後者は「体質」。そう考えればわかりやすいでしょう。体質はコロコロ変わるものではありませんから、体の状態を知るベースととらえてよいでしょう。第2章では、中医学で重視する体質にはどんなものがあるのか、自分がどんな体質なのかを探っていきます。

アレルギー体質とか、肥満体質とか、日常生活でも「体質」という言葉はよく使われます。もちろん、こういった体質も大事ですが、薬膳で使うのはあくまで中医学の考え方に基づいた体質です。10ページで説明した「中庸《ちゅうよう》」（＝健康）の状態と比べてどんな風にバランスが崩れているのか、どんな風に偏りがあるのかがポイントになります。

偏りを見極めるおもな要素は、「気《き》・血《けつ》・津液《しんえき》」と「寒熱」。これらが不足していたり、滞《とどこお》ったりすると「中庸」ではなくなります。体質のタイプは全部で8つ。チェックテストで、ご自身の体質を見極めてください。

チェックテストの方法

30ページから始まるType 1～8のチェックテストを読み、該当するものに印をつけていきます。印のついた項目の数が最も多かったものがあなたの体質です（診断結果は34ページ以降）。

多かったものが複数ある場合もあります。その場合は、2つ（または3つ）の体質をあわせ持つと考えてください。

なお、体質は年齢や生活習慣でゆっくり変化します。導き出された体質は一生続くものではないので、「私はこの体質だ」と決めつけ過ぎないようにしましょう。

【体質をつくる要素はいろいろ】

親からの遺伝

生まれつき虚弱な体質だったり、親と同じ不調が出やすかったり、体質には遺伝的な要素がありますが、養生《ようじょう》によって弱い体質を克服することは可能です。

住環境・食習慣

住んでいる場所の気候（気温、湿度など）や、食習慣（味つけ、調理法の傾向）が体質に大きな影響を与えます。

性　別

一般に、男性は筋肉がつきやすく、体が丈夫。女性は月経、出産などで「気」や「血」を消耗しやすい傾向があります。

年　齢

子どもは「陽」に満たされ、若い人ほど「陽」の気が高い傾向があります。年齢を重ねるほど、虚弱になったり、滞ったりといった偏りが目立ってきます。

精神状態

心と体はつながっています。いつもイライラしている、うじうじ悩んでいるなどの精神状態も体質の形成に関わってきます。

仕事・社会生活

長時間デスクワークしている、立ち仕事が多い、昼夜不規則な仕事であるなど、仕事や生活リズムも重要な要素です。冷房、暖房など職場の環境が体に及ぼす影響も大。

食べ物

甘いものが好き、ご飯よりパンが多いなど、日々の食生活も体質形成の欠かせない要素です。特に成長期の食生活は重要。家族で同じものを食べていることから、親と同じ体質が形成される人も。

Type 1

該当する項目に✓を入れてください。

□ 疲れやすい
□ かぜをひきやすい
□ 食欲がない、たくさん食べられない
□ じんわりと汗ばんでいる
□ 軟便、下痢しやすい
□ 声が小さい
□ 顔色が白い、または黄色っぽい
□ よく息切れする

合計 □ 個

➡診断は 34 ページへ

Type 2

該当する項目に✓を入れてください。

□ 手足や背中が冷える
□ おなかが冷える
□ 軟便、下痢しやすい
□ 腰が冷える、腰痛もある
□ 足がむくみやすい
□ 温かい食べ物、飲み物を好む
□ 頻尿《ひんにょう》、尿もれがある
□ 抜け毛が多い

合計 □ 個

➡診断は 35 ページへ

Type 3

該当する項目に✓を入れてください。

- □ 顔色が青白い、または黄色っぽい
- □ 唇、爪の色が白っぽい
- □ やせ型である
- □ めまい、立ちくらみする
- □ よく目や皮膚が乾燥する
- □ 眠りが浅い、よく夢を見る
- □ 便秘しやすい
- □ 集中力がなく物忘れが多い

合計 □ 個

➡診断は 36 ページへ

Type 4

該当する項目に✓を入れてください。

- □ やせ型である
- □ ほてりやすい、のぼせやすい
- □ 寝汗をかく、寝つきが悪い、途中で目覚める
- □ 口や目が乾く
- □ 頬《ほお》が赤くなる
- □ 夕方疲れると熱感を覚える
- □ 皮膚や髪が乾燥してツヤがない
- □ 冷たい食べ物、飲み物を好む

合計 □ 個

➡診断は 37 ページへ

Type 5

該当する項目に✓を入れてください。

- □ イライラしやすい
- □ よくため息が出る
- □ げっぷやしゃっくりが多い
- □ のどのつかえ感がある
- □ おなかが張る
- □ おならをするとスッキリする
- □ 細かいことを気にしやすい
- □ 便秘したり下痢したりする

合計 □ 個

➡診断は 38 ページへ

Type 6

該当する項目に✓を入れてください。

- □ 目の周りにクマができやすい
- □ アザができやすい
- □ 肩こり、頭痛が悩み
- □ 手足の指先が冷える
- □ 顔色がくすんで透明感がない
- □ シミやソバカスが目立つ
- □ 足に青すじが目立つ
- □ 月経血に塊《かたまり》が混ざる（混ざっていた）

合計 □ 個

➡診断は 39 ページへ

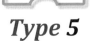

Type 7

該当する項目に✓を入れてください。

- □ 体がだるく倦怠感《けんたいかん》がある
- □ 下痢しやすい
- □ ぽっちゃり体型、太りやすい
- □ 脂っこいもの、甘いものが好き
- □ 雨の日は体調がすぐれない
- □ 乗り物酔いしやすい
- □ 足がむくみやすい
- □ よく眠くなる

合計 □ 個

➡診断は 40 ページへ

Type 8

該当する項目に✓を入れてください。

- □ 顔色が赤い
- □ 体力があって丈夫だ
- □ せっかちで怒りっぽい
- □ 食欲旺盛だ
- □ 冷たいもの、脂っこいものが好き
- □ 口内炎ができやすい
- □ 尿の色が濃い
- □ 便秘ぎみ、便がくさい

合計 □ 個

➡診断は 41 ページへ

ひ弱ですぐに疲れちゃう

Type 1 気《き》虚《きょ》体質

活動エネルギーの「気」が不足しています。特に消化機能が弱いので、食べ物から栄養をとる効率が悪く、すぐに疲れてしまいます。なかには汗かきの人もいますが、それは「気」の〝止める力〟が足りないから。「代謝がいい」と誤解しないようにしてください。

よくある不調

□ 疲労、倦怠感《けんたいかん》
□ かぜをひきやすい
□ むくみ
□ 食後に眠くなる
□ 内臓下垂
□ 消化不良

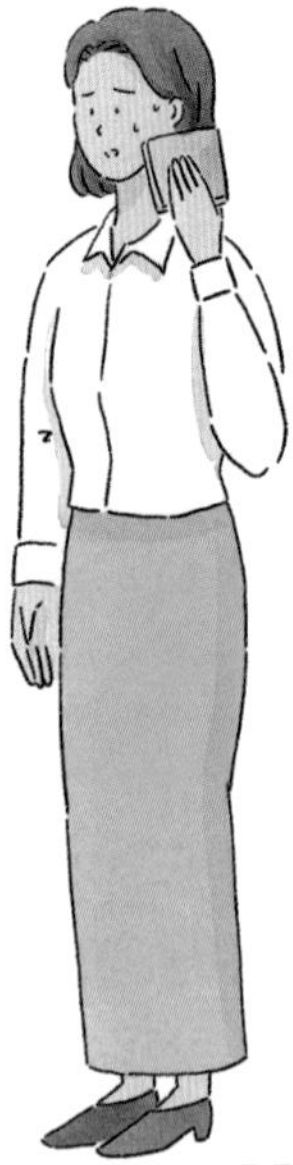

寒熱の状態

- 手足に触れるとひんやりしている
- じっとり汗ばんでいることも

舌の状態

- 舌の周りにギザギザの歯型
- 舌の色はやや白っぽい

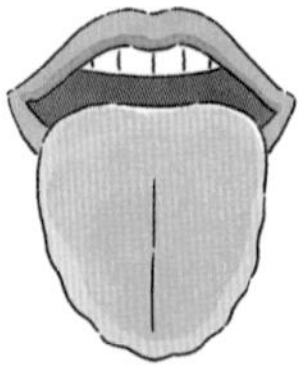

外見的特徴

- 声が小さくおとなしそう
- 不安そうに見えることも
- 体型は〝細い〟も〝ぽっちゃり〟もあり

暮らし方のポイント

不足している「気」を補い、消耗させないことを心がけて

- 軽い有酸素運動で新鮮な空気を取り入れ、体力をつける
- 長風呂、激しい運動、働き過ぎ、無理なダイエットは行わない
- 十分な睡眠、感染症対策を

食べ方のポイント

消化機能への負担をかけないこと

- 温かいもの、やわらかく消化に負担がかからない調理法を
- 脂っこいもの、甘いものは控える

おすすめ食材

山イモ・ジャガイモ・カボチャ・キャベツ・米・インゲン豆・きのこ類・鶏肉・牛肉・白身魚・はちみつ

Type 2 陽《よう》虚《きょ》体質

お風呂に入ってもすぐに冷えちゃう

ひどい冷え性。体に本来備わっている〝温める力〟が低下して、ただ温めてもなかなか冷えが解消しません。気虚体質がひどくなったケースが多く、じっくり体質改善する必要あり！ 抜け毛や、腰・膝《ひざ》の痛みなど、加齢による症状が目立つのも特徴です。

よくある不調

- □ 寒がり・むくみ
- □ トイレが近い
- □ 抜け毛、薄毛
- □ 腰痛、腰の痛み
- □ 下痢
- □ 無月経など婦人科系の不調

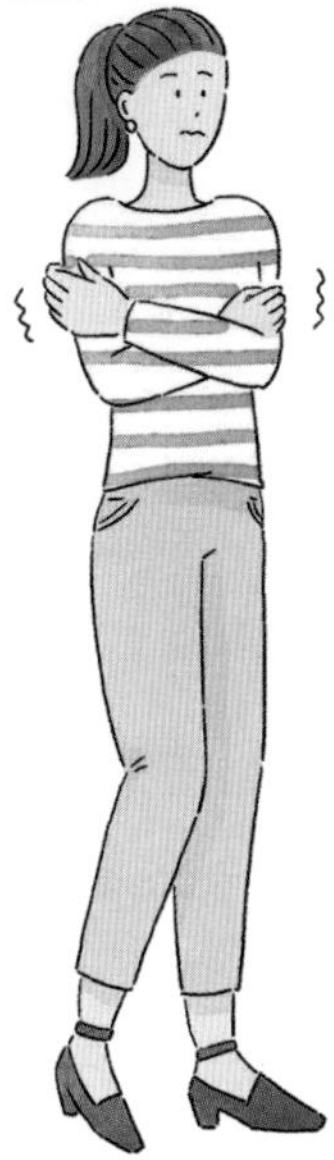

寒熱の状態

- 足や手だけでなく、おなかや背中、腰、太ももまでひんやり冷たい

外見的特徴

- 色がぬけるように白い
- 筋肉がなく、足首がむくんでメリハリのない体型

舌の状態

- 舌が厚く幅広い
- 舌の周りにギザギザの歯型
- 舌の色はやや白っぽい

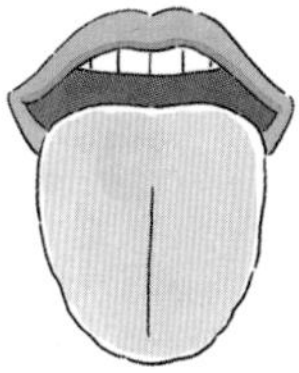

暮らし方のポイント

陽虚体質で重要なのは「温活」

- 腹巻やストールで、おなかや腰、下半身を冷やさないようにする
- 〝温める力（＝陽気）〟が高まる朝の時間に、散歩やラジオ体操でウォーミングアップ

おすすめ食材

ニラ・ピーマン・唐辛子・山椒・ショウガ・ネギ・鮭・アジ・羊の肉・エビ・クルミ・黒砂糖

食べ方のポイント

体が温まる食材で温かい料理を

- ピリ辛の味つけがおすすめ
- 鍋物、汁物など、温かい料理を
- 夏でも水分補給は温かい飲み物で

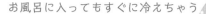

色白美人、たまにクラクラ…

Type 3 血《けっ》虚《きょ》体質

栄養、酸素、温かさを運ぶ「血《けつ》」が不足している貧血傾向のある方。色白美人タイプが多いのですが、肌の乾燥や白髪、髪のパサつき、爪が割れやすいなど、じつはお悩みの多い体質。眠りが浅いことが多く、ぼーっとする、クラクラ立ちくらみすることも。

よくある不調

- □ 寒がり
- □ 肌の荒れ、乾燥、小じわ
- □ 髪のパサつき、抜け毛
- □ ドライアイ
- □ めまい、立ちくらみ
- □ 不眠、夢をよく見る
- □ 便秘
- □ 生理不順など婦人科系のお悩み

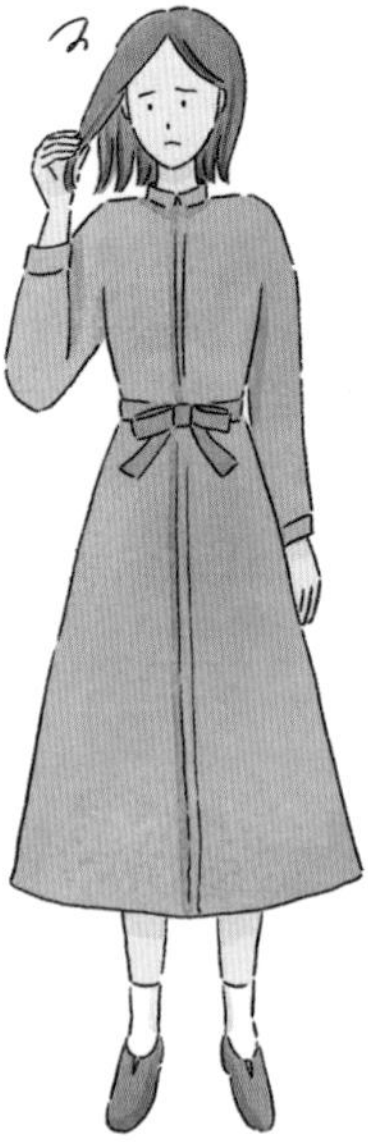

寒熱の状態

- 冬になると、手足（特に末端）が冷える

外見的特徴

- 色白でやせ型。肌色は白いか、黄色っぽくくすんでいる
- 髪や肌は乾燥ぎみ
- 爪の色はピンクより白に近い

舌の状態

- 色が白っぽく、舌の大きさが小さめ（細め）

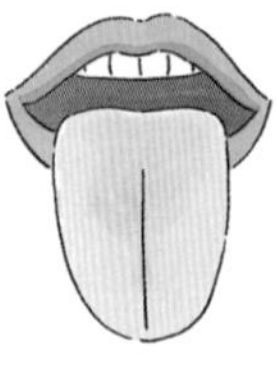

おすすめ食材

ニンジン・ホウレンソウ・ピーナッツ・ブドウ・レバー・イカ・タコ

暮らし方のポイント

「血」の消耗を防ぐ暮らし方を！

- 夜更かしはNG。できるだけ12時前に就寝し、十分な睡眠を
- 目を酷使させないこと。特に夜間のパソコン、スマホは控える
- 女性は月経中、月経後にしっかり栄養をとり、「血」を養う

食べ方のポイント

「血」を養う食材をこまめにとる

Type 4
陰虚《いんきょ》体質

ほてり、のぼせて寝汗も出る

全身の潤いが不足。乾燥し、熱がこもっています。血虚体質が進行して起こることも多く、女性の更年期に多く見られるタイプです。足は冷えるのに頭が熱い、手のひらと足の裏だけ熱いといった人も。夕方に熱っぽくなる、寝汗をかくなど、夜の症状も特徴です。

よくある不調

- □ のぼせ、めまい
- □ 目が乾く、かすむ
- □ のどや口が渇く
- □ 空咳《からせき》が出る。声がかすれる
- □ 寝汗をかく
- □ 更年期障害
- □ 薄毛、抜け毛
- □ 便秘

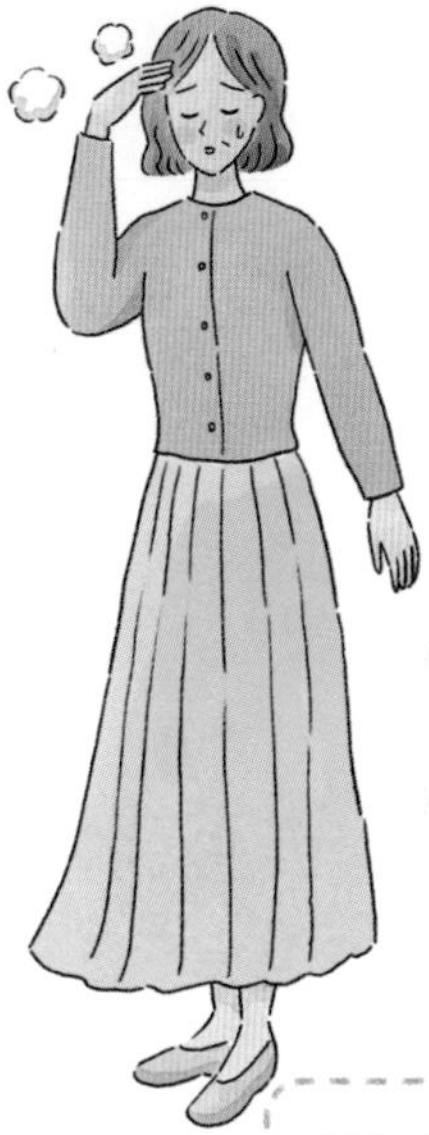

寒熱の状態

- カーッと熱いというより、こもった熱。平熱は比較的高め
- 手のひら、足裏に熱感がある

舌の状態

- 細く薄い舌で、色は赤い
- 苔《こけ》が少ないか、ない（または亀裂がある）

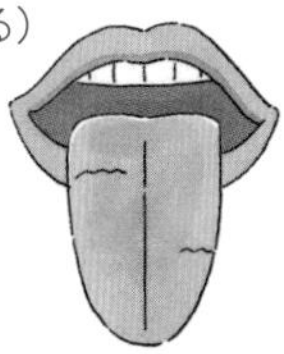

外見的特徴

- やせ型が多く、頬紅をつけたように頬が赤い
- 肌が乾燥してツヤがなく、髪のパサつきが目立つ

暮らし方のポイント

不足しがちな潤いを消耗させないこと。
夜はしっかり休養を

- 長風呂、サウナは控える
- 夜更かしや徹夜はしない
- PC 作業などで根をつめない
- アルコールの飲み過ぎに注意
- 睡眠を十分にとる

おすすめ食材

ゴマ・松の実・卵・牛乳・チーズ・コマツナ・アスパラガス・豚肉・ホタテ貝・カキ・イチゴ

食べ方のポイント

「血」「津液《しんえき》」を補う食材をとる

- 熱っぽいときは冷ます性質のあるものを
- 激辛料理、塩辛い料理、アルコールは水分を奪うので控えめに

Type 5

気《き》滞《たい》体質

ストレス抱えてイライラ、鬱々《うつうつ》

「気」の流れが滞っています。おもな原因は精神的ストレス。几帳面で繊細な性格の人や、怒りっぽい人、イライラをため込んでいる人に多いタイプです。「気」の滞りによって、頭痛、肩こり、おなかの張り、月経トラブルなど、いろいろな不定愁訴《ふていしゅうそ》が出現します。

よくある不調

- □ おなかが張る
- □ のどがつかえる
- □ 便秘や下痢
- □ ガスが多い
- □ 寝つきが悪い
- □ 月経前の乳房痛、月経痛

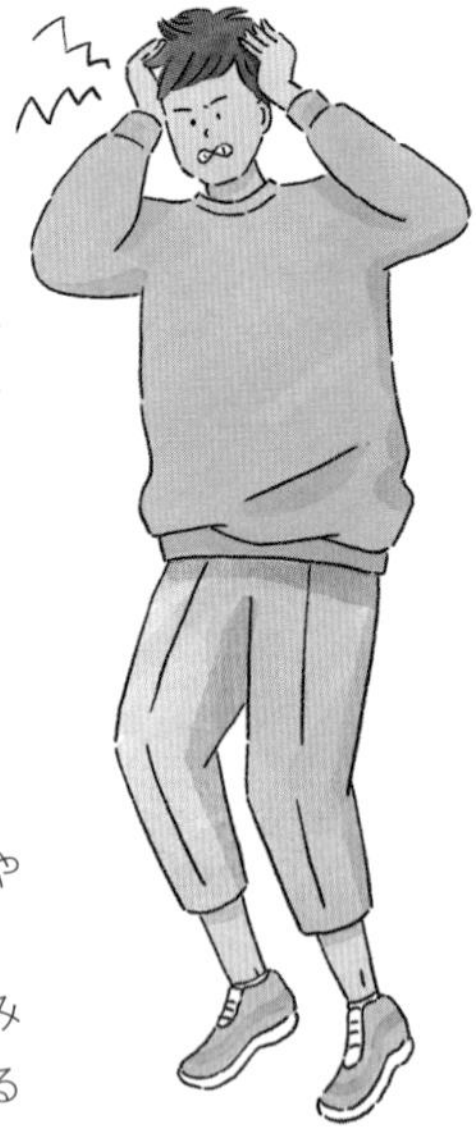

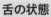

寒熱の状態

- 足は冷えるのに、頭は熱いなど、寒熱の滞《とどこお》りが出やすい

舌の状態

- 色はピンクかやや赤め
- 舌の縁や先に赤みや赤い点々が出ることも

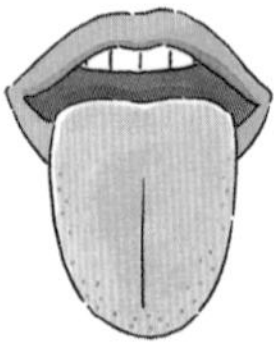

おすすめ食材

タマネギ・ラッキョウ・エンドウ豆・ソバ・ユズ・ミカン・シソ・ミョウガ・ジャスミン茶

外見的特徴

- 体格、体型はいろいろあり
- 几帳面で神経質、気をつかうタイプ
- バリバリ頑張る人が多い

暮らし方のポイント

ストレスを溜め込まないことが大事

- 軽い運動や散歩で気分転換を
- 深呼吸、あくび、伸びをする
- 好きな香りのアロマやお茶で、リラックスを図る
- おならやゲップは我慢しない
- 時間にゆとりをもち、十分な睡眠をとる

食べ方のポイント

香りのいい柑橘《かんきつ》類やハーブ、香味野菜を

- 温かい料理がおすすめ

肩こり症でシミ、くすみに悩む

Type 6 血《けつ》瘀《お》体質

「血」の巡りの悪いタイプ。シミやくすみが目立ち、肩こりなどの痛みの症状も。女性の場合は月経痛など婦人科系のトラブル、男性の場合は、心臓など循環器系のトラブルに陥りやすいので要注意です。血虚体質、気滞体質をあわせもつ人も多いでしょう。

よくある不調

- □ 肩、首のこり
- □ 頭痛（刺すような痛み）
- □ 肌のくすみ、シミ
- □ 目の周りのクマ
- □ アザができやすい
- □ 月経痛、月経血に塊《かたまり》が混ざる

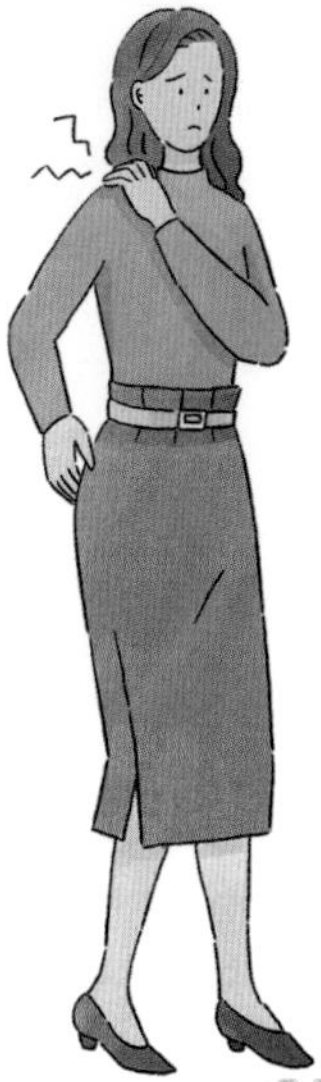

寒熱の状態

- 際立だった傾向はないが、冷えて巡りが悪い人が多い

外見的特徴

- 顔色が暗い
- 目の周りのクマ、シミやくすみが目立つ
- 肌は乾燥
- 爪や唇は紫がかっている

舌の状態

・色は暗く紫がかっている
・舌の裏側の紫の血管が太く目立つ

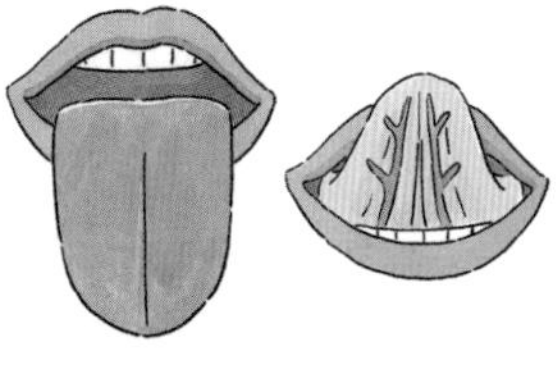

暮らし方のポイント

巡りを妨げるものは排除。体を動かして「血」の循環促進を図って

- 冷たい飲食物は控えめに
- 露出の多い服装、締めつけの強い下着などは避ける
- デスクワークなどで同じ姿勢が続いたら、ストレッチして緩める
- たばこを吸わない
- 夏場でも湯船で体を温める

おすすめ食材

タマネギ・ラッキョウ・チンゲンサイ・ナス・ニラ・黒キクラゲ・酢・ターメリック（カレー粉）

食べ方のポイント

冷たいものや生ものは控え、温かい料理を中心に

- ピリ辛味は「血」の巡りをよくする

湿気に弱い〝ぽっちゃりさん〟

Type 7

痰《たん》湿《しっ》体質

湿気を溜め込みやすい、水はけの悪い体の持ち主です。水は重く、冷たく、下に溜まりやすいので、足がむくんだり、下半身が冷えたりしがち。梅雨時期や雨の日に体がだるくなることも多いでしょう。女性は気虚、陽虚体質、男性は陽盛体質をあわせ持つ人も。おなかの調子をいたわり、水分代謝を整えることが大事です。

よくある不調

- □ むくみ
- □ 肥満
- □ 体がだるい、重い
- □ 下痢、泥状便
- □ 関節の痛み
- □ 消化不良
- □ アレルギー性鼻炎

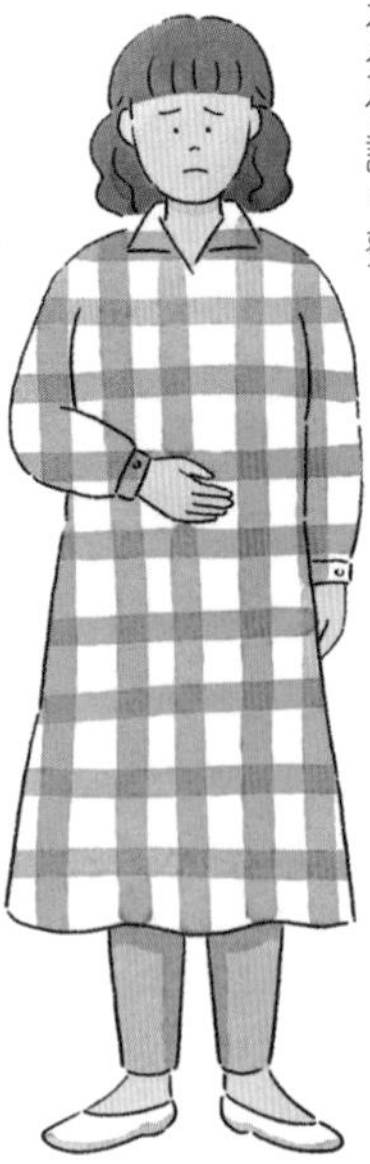

寒熱の状態

- 女性は冷えタイプ、男性は熱っぽいタイプが多い

舌の状態

- 舌が厚く幅広い
- べっとりとした苔《こけ》がある。
- 冷えタイプは白い苔、熱っぽいタイプは黄色い苔

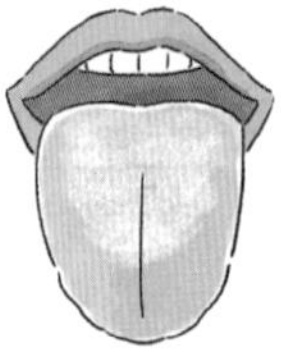

外見的特徴

- 水太りのぽっちゃり体型
- 特に下半身が太くメリハリがない

暮らし方のポイント

消化機能を整え、発散、利尿を促して、余分な水分を取り除く

- 適度な運動で汗をかき、発汗によって余分な水分を取り除く
- おなかや腰を冷やさない服装を
- 利尿作用のあるお茶で水分代謝を促す

おすすめ食材

ハトムギ・トウモロコシ・大豆・黒豆・冬瓜《とうがん》・昆布・海苔・シソ・ショウガ・パクチー

食べ方のポイント

薄味を心がけ、消化のよい温かい料理を

- 香味野菜やハーブなどを取り入れる

パワフルで活動的だけど意外な弱点が

Type 8
陽《よう》盛《せい》体質

体の熱が過剰になっています。活動的でエネルギッシュ。朝から晩まで動くパワーがありますが、ときにオーバーヒートすることも。過剰な熱は血液をドロドロにするため、生活習慣病になりやすい傾向があります。パワーを過信しすぎないこと！

よくある不調

- □ 汗っかき
- □ 口臭、体臭
- □ 口が渇く
- □ 便が臭い
- □ ニキビ、吹き出物
- □ 膀胱炎《ぼうこうえん》、膣炎《ちつえん》
- □ 生活習慣病

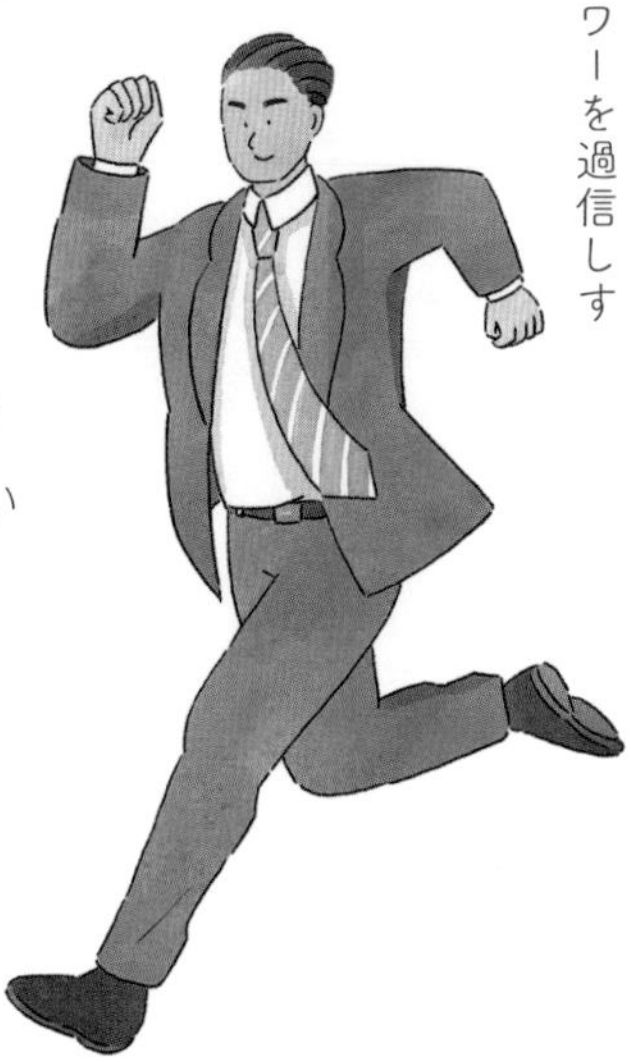

寒熱の状態

- 全体に熱っぽい

外見的特徴

- がっちりしていて強壮な体格
- 声が大きく、呼吸が荒い
- 汗っかき
- 赤ら顔

舌の状態

- 色は赤く、苔は黄色い

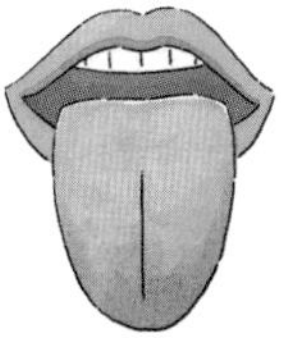

暮らし方のポイント

熱を抱え込みやすいので、クールダウンが必要。食べ過ぎ、肥満にも注意

- こまめに水分をとる
- 睡眠時間をたっぷりとる
- とくに夏場はゆっくり過ごす
- 興奮しすぎないよう冷静に
- 運動習慣をつけて体重管理を
- たばこ、アルコールは控える

おすすめ食材

セロリ・キュウリ・白菜・トマト・豆腐・小麦・こんにゃく・緑茶・昆布・ダイコン・カブ・海苔

食べ方のポイント

脂っこくないさっぱりしたものを

- サラダや生ものなど冷製料理はおすすめ

「自分にいいもの」をアップデートする

毎日の食事は、生きていくうえで欠かせないもの。だからこそ、何をどう食べるかが習慣化していることが多いでしょう。仕事で朝が早いから朝食は野菜ジュースだけとか、昼は必ずコンビニのサラダチキンとか、気がつけば一年中、決まったものばかり食べているという人もいるのではないでしょうか。野菜ジュースもサラダチキンも、「体にいい」と思って選んだものだと思います。そして、食べてみて体調がよくなった、ウェイトダウンできたなど、一定の成果が上がったかもしれません。でも、ここでひとつ疑問をもっていただきたいのです。「その食事、いつまで続けるの？」と。

ある食事法を取り入れたら、体調がとてもよくなった！　そんな人は「自分にいいのはこれ」と信じて、同じ食事法を続けたくなるでしょう。でも、今の体の状態は、不調を抱えていたころや、太っていたころの体の状態とは違っています。そう、食事によって体質改善ができたのです。

そうなると、同じ食べ方を続けるなかで次なる変化が表れるかもしれません。たとえば、顔色がくすんできたとか、おなかが冷えて下痢するようになったとか……。もし、よくない変化に気づいたら、その際は「自分にいいもの」をいったんやめてみることです。

体質は、時間とともに変化するもの。体が変われば「自分にいいもの」だって変わります。いいと思っていた食事法をやめて問題ないなら、それに従って習慣を変えること。特に、「やせたい」志向が強い人は、減量に成功すると偏った食べ方を妄信しがちなのでご注意ください。

ひとつの食べ方を頑固に守っていることが逆効果になることもある！　「自分にいいもの」は体の状態によって変わることを念頭に、食べるものや食べ方の習慣をアップデートしましょう。それが、健康維持のポイントです。

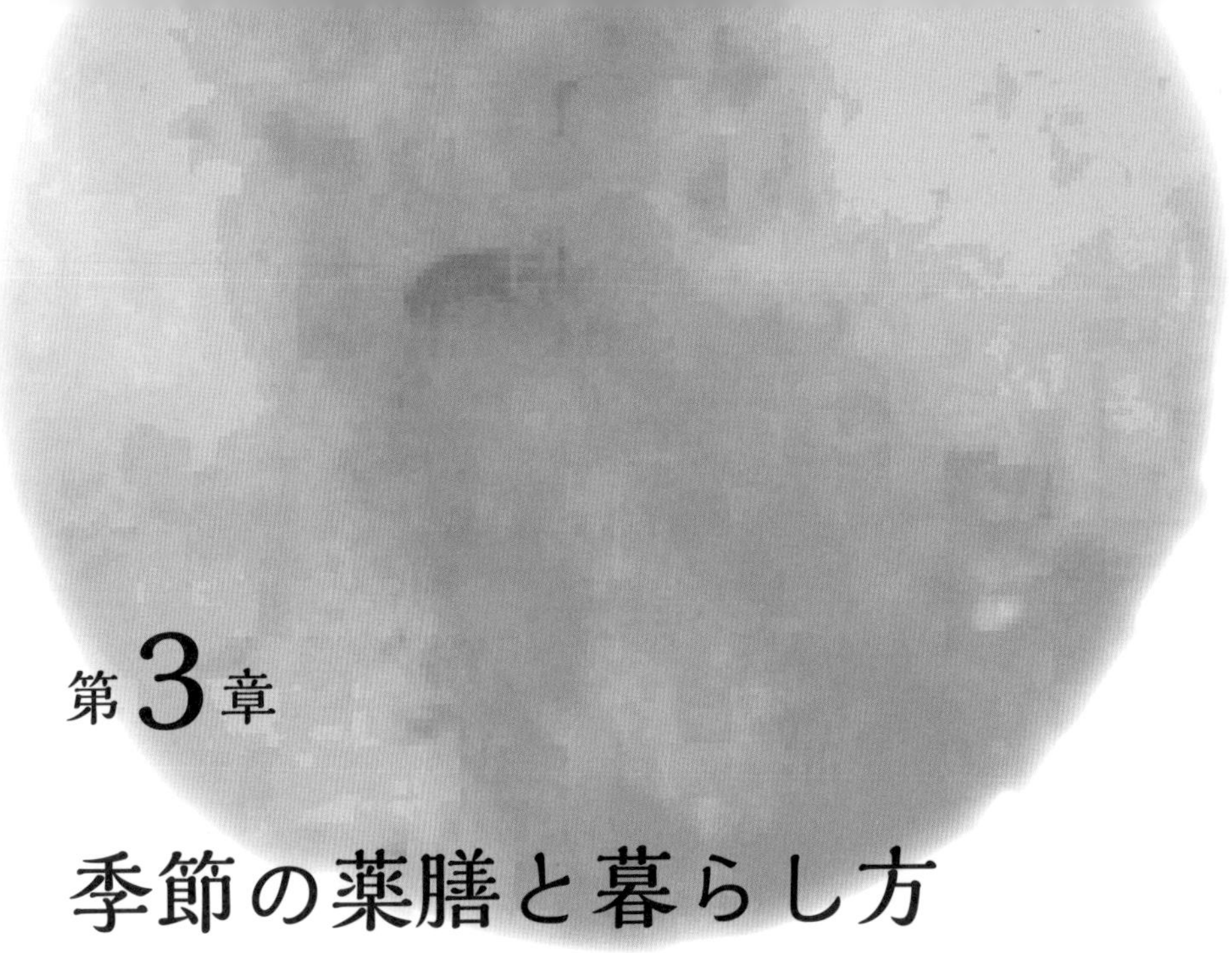

第3章

季節の薬膳と暮らし方

季節に合わせて暮らすことは、健康づくりの基本です。

季節によって自然界は、そして体と感情はどう変化するのか。

一年を健やかに暮らすための薬膳と養生のヒントをご紹介します。

自然界にも「気」が存在します

二十四節気《にじゅうしせっき》は自然界の陰陽の変化を表します

私たちの生命活動のエネルギー源を「気」と呼びますが、「気」は自然界にも存在します。第1章では、「体もひとつの宇宙である」とお話ししましたが、逆にいえば、「宇宙もひとつの体」のようなもの。私たちの体が元気だったり不調になったりするように、自然界も絶えず変化しています。

わかりやすいのは天気の変化です。地球を取り囲む大気には、上空にある冷たい空気と、太陽で温められた温かい空気があり、また、温められて湿った空気もあります。これらが、大気中で交流することで風が起こり、晴れたり曇ったり、雨が降ったりするわけです。

これって、体の中で起こっていることに似ていませんか？　気象変動は、ときに雷や雹《ひょう》、竜巻などの災害をもたらしますが、これもまた自然の現象。大荒れの天気がおさまったあとは、すっきり穏やかな状態になるわけですから、自然界のバランスをとるのには必要な現象と考えられます。

季節の変化は自然界の「気」の変化によるものと、昔の人は考えました。そこには、東洋思想の「陰陽論」が深く関わっています。自然界には、温かく、明るく、活動的な「陽」の気と、冷たく、暗く、静かな「陰」の気が存在する。この2つは、いっぽうが増えればもういっぽうが減るというリズムをくり返し、常に全体のバランスをとっています。

それを表したものが、暦で使われる二十四節気です。二十四節気は、中国の黄河流域で生まれたもの。「立春」が真冬の2月だったり、「立秋」が猛暑の8月だったりと、実際の季節感と少しずれている点もありますが、自然界の変化を知るうえで大いに役に立ちます。

暦の上での春は、実際の春に先んじて訪れるので、私は「寒いけれど、見えないところで春が進んでいる」と考えています。酷寒の季節にも、目に見えぬところに潜《ひそ》んだ「陽」の気は自然に育っているのです。

【二十四節気と陰陽の変化】

二十四節気と陰陽の変化をグラフに示すと、
下のようになります。

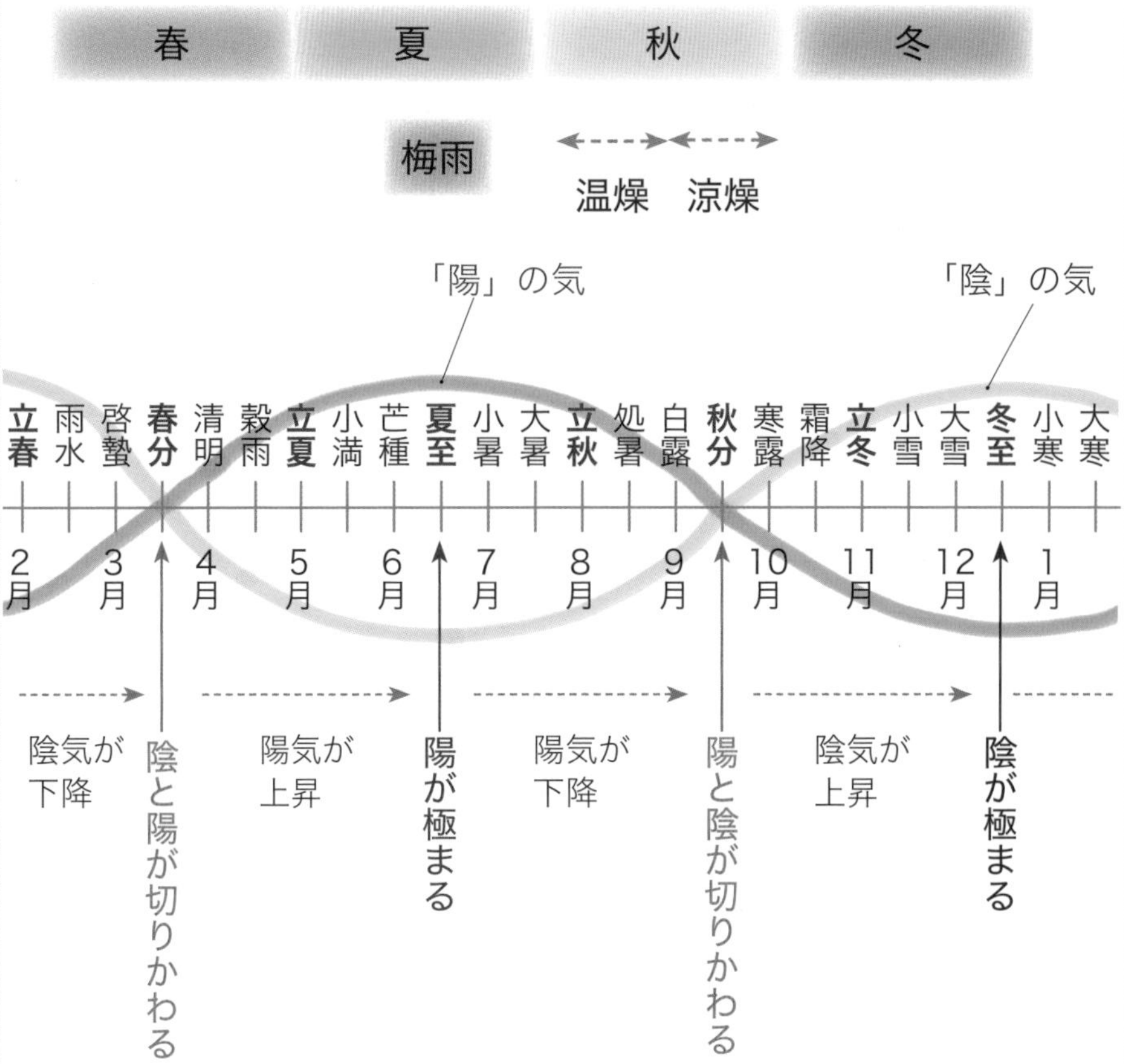

中医学が生まれた黄河流域では夏と秋の間に雨の季節（長夏）が来るため、日本の梅雨とは時期が異なります。
本書では日本の気候に合わせ、春→梅雨→夏→秋→冬の順に季節が移り変わるものとしています。

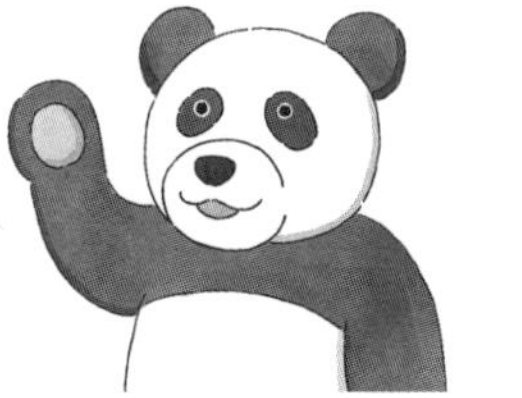

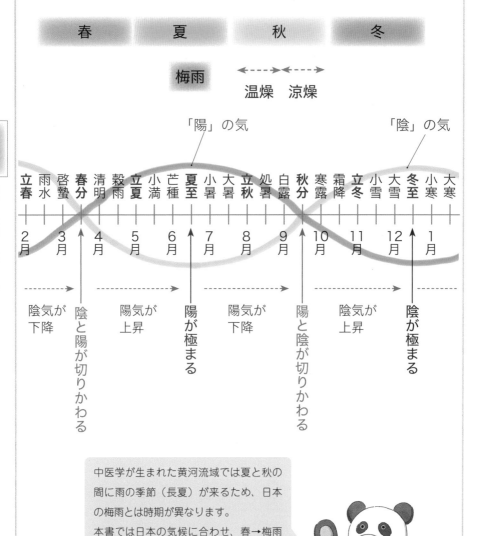

季節とともに体も変化します

気象病も花粉症も自然界の「気」と関係があります

季節によって「気」はどのように変化するのでしょうか。中医学では、季節ごとに旺盛になる「気」があると考えます。それが、自然界の五気《ごき》。

春は「風」、梅雨は「湿」、夏は「暑」、秋は「燥《そう》」、そして冬は「寒」の気が主役に。漢字を見れば、なんとなくイメージできますよね。

健康な状態なら、季節の変化に上手に順応できますが、体力が低下しているときや、体質的に弱いところに攻め込まれると、それが不調の原因（邪気《じゃき》）になることがあるのです。

その代表が、梅雨時や雨の降る日に体調が崩れるというもの。頭が痛くなったり、めまいが起きたり、古傷が痛んだりする、いわゆる「気象病」と呼ばれる不調ですね。気象病は、気圧の変動による自律神経の乱れが原因ということになりますが、古代から受け継がれる中医学では、自然界の「湿」の影響だと考えられてきました。

また、春一番が吹き始めるころには、目や鼻、皮膚のかゆみを訴える人が増えます。現代であれば「花粉かな？　黄砂かな？」と考えますが、中医学では春に活発になる「風」の影響だと考えます。

このように、一見、哲学的で非科学的に思える中医学の理論の中には、現代医学で説明できるものが少なくないのです。

左に示したのは、春、梅雨、夏、秋、冬の五つの季節にどんな性質があるか、五臓のどの臓と関連が深いかを示したもの。季節の養生《ようじょう》を東洋医学的に考えるうえで基本になるものです。季節の変化と体への影響を理解しておけば、よくある不調やお悩みの正体が判明するかもしれません。そして、自身の工夫で上手に対処する方法が見つかるかもしれません。

第3章では、この理論に基づいて、季節ごとの薬膳と暮らし方を解説していきます。

【中医学における五つの季節とその特徴】

五行説に合わせた５つの季節には、
次のような特徴があります。

春

自然界の気　風

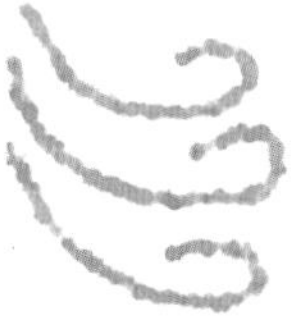

補うべき五臓	肝 ＊高ぶり過ぎにも注意
とるべき食材	温性・平性・甘味・辛味・適度な酸味
養　生	陽気を育て、発散させる

梅雨

自然界の気　湿

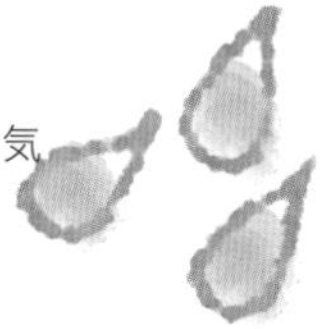

補うべき五臓	脾
とるべき食材	淡味・適度な甘味
養　生	消化機能を補う、湿を溜めない

夏

自然界の気　暑·熱

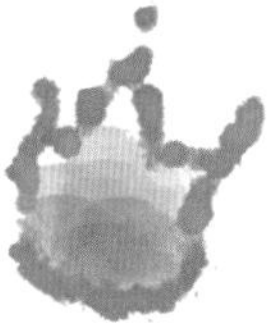

補うべき五臓	心
とるべき食材	涼性・寒性
養　生	熱を冷まし、夏バテを予防

秋

自然界の気　燥

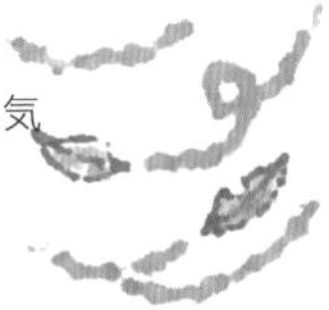

補うべき五臓	肺
とるべき食材	涼性・平性・温性・甘味・酸味
養　生	潤いを補う、呼吸器をケアする

冬

自然界の気　寒

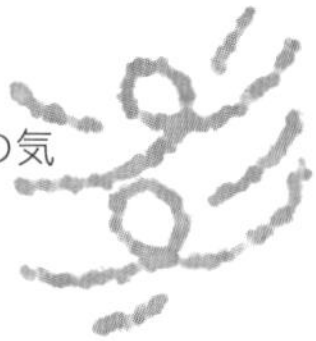

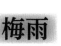

補うべき五臓	腎
とるべき食材	甘味・酸味・辛味
養　生	体を温める、かぜの予防

家庭薬膳の基本は「季節の薬膳」です

季節を通して いろいろな食材をとりましょう

薬膳生活をスタートするとき、まず何から始めればいいか。それは「季節に合わせて食べること」だと私は考えます。「季節の薬膳」には、こんなメリットがあります。

❶年齢や体質に関係がない

薬膳の実践にあたり、よく受ける質問が「体質も不調も家族全員違うが、どうすればいいか?」というものです。薬膳生活を考えるときは、まず「季節の薬膳」を基本にしてください。同じ国に住む人であれば、季節はみんなに共通する要素。小さな子どもも高齢者も、やせた人も太った人もいっしょです。「季節の薬膳」は、家族全員、同じ基準で実践できますから、まずはそれをベースに考えてください。

❷体質や不調によってアレンジ可能

個々の体質やお悩みに対応したい場合は、ベースとなる「季節の薬膳」をアレンジすればOKです。体質に合わせて副菜を一品プラスするとか、おすすめの味つけやトッピングを工夫するなどすれば、個々に合わせた薬膳もかないます。アレンジ方法は、第4章や、巻末の「薬膳食材早見表」を参考にしてください。

❸一年を通じていろいろな食材を食べることに

季節の変化に合わせて食材を選んでいくと、季節ごとにとるべき食材が変わってきます。たとえば、梅雨の時期なら湿気を取り除く食材、夏なら体の熱を冷まして体力の消耗を補う食材など。季節に合わせて選ぶ食材が変わりますから、結果的に、一年を通していろいろな食材をとることになりますよね。「偏りなく食べる」習慣は、偏りのない健やかな体をつくることにつながるでしょう。

それでは、春、梅雨、夏、秋、冬の季節ごとに、季節の薬膳と養生《ようじょう》のポイントを紹介していきます。日々の生活に照らし合わせ、できることから取り入れてみてください。

【季節の薬膳の実践ポイント】

1 食材を選ぶ

食材は、季節の変化に合わせ、「寒いときは温める食材を」など、体のバランスを中庸《ちゅうよう》に整えるものを選びます。食材だけでなく、調理法や味つけも意識しましょう。

2 旬の食材を取り入れる

季節に合わせた食材は、必ずしも旬の食材とは限りません。でも、旬の食材は栄養価が高く、何よりおいしくて手に入りやすいのが魅力。「薬膳理論に合わないからNG」とは考えず、工夫して加えていきましょう。

3 控える食材・味を意識する

季節の特徴により、控えたほうがいい食材もあります。また、控えたほうがいい味つけや調理法もあります。料理を考えるときは、それも念頭におきましょう。

4 おいしく食べる

一般的な家庭薬膳では、楽しく作っておいしく食べることが何より大切です。理論に合っているかどうかにばかり神経質にならないようにしましょう。

5 養生（暮らし方）も大切に

季節に合わせるポイントは、食事以外にもあります。薬膳を実践しながら、暮らし方を見直してみてください。薬膳と生活改善により、大きな相乗効果が期待できます。

1～5を参考に、偏りなくいろいろな食材をとることで、バランスのとれた健やかな体をつくることを心がけましょう。

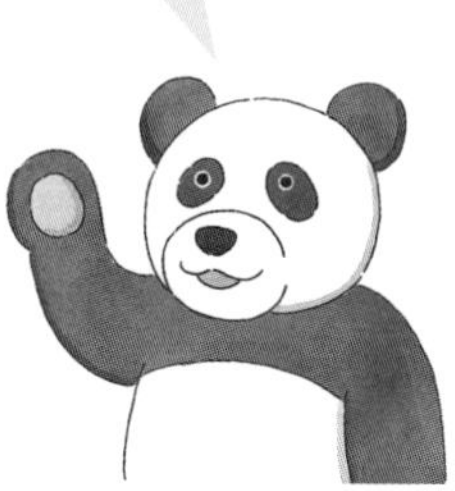

春

万物が生じる春。
春陽が伸びやかに
上昇するように、
木々は芽吹き、
生き物は活動的に
なります。
「風」の季節で
五臓の「肝《かん》」に
負担がかかります。

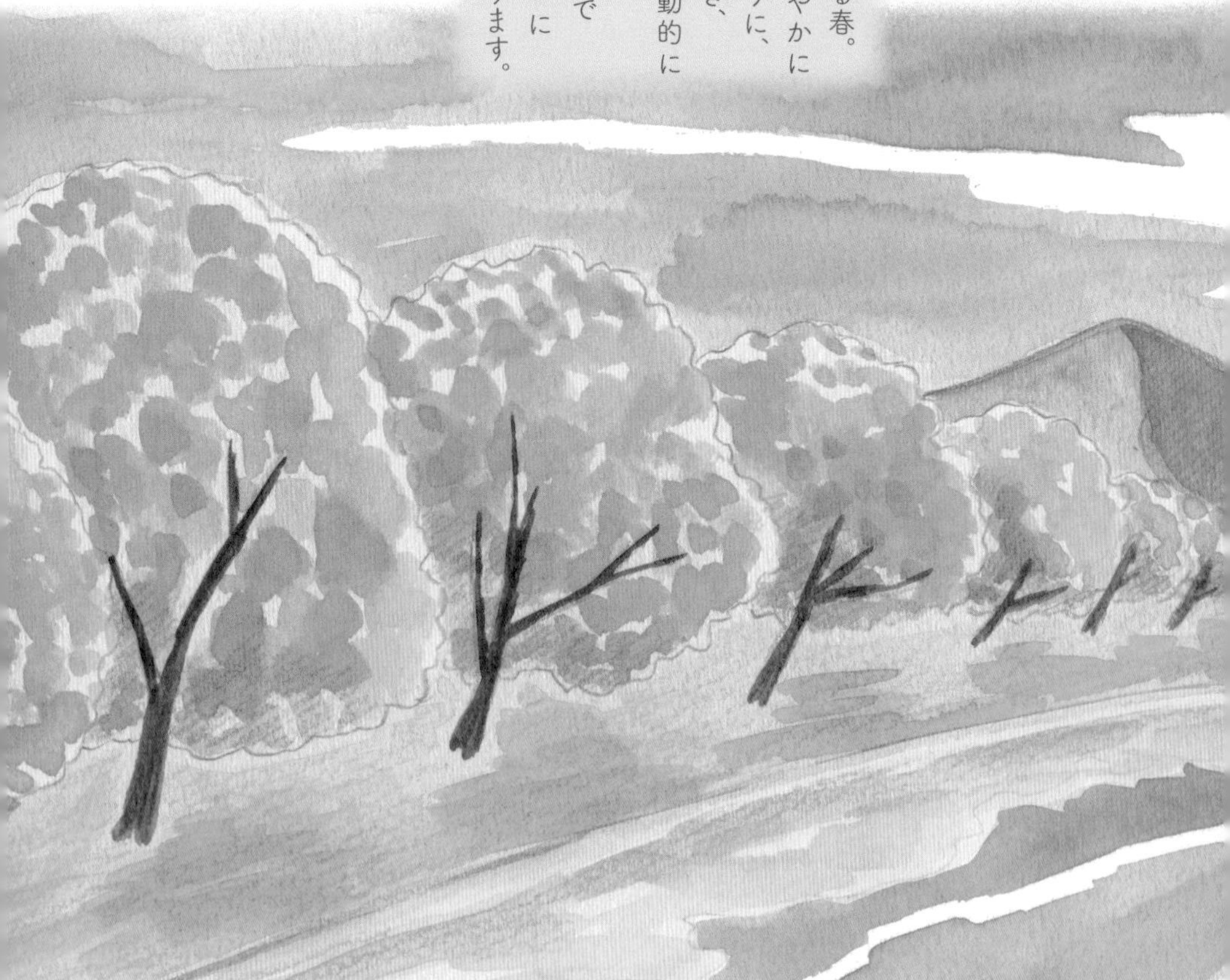

春ってどんな季節？

生命が芽吹く　中医学の古典によれば、春の特徴は「発陳《はっちん》」。冬の間にため込んだ古いものを発散し、生命が芽吹きます。

陽気が高まる　自然界の温かな「気」（＝陽気）がぐんぐん高まり、生き物は活動的になります。

ゆったり伸びやかに　体が縮こまっていた冬が終わり、心身をゆったり伸びやかに過ごすのが正解。

よく風が吹く　「春一番」に代表されるように自然界ではよく風が吹きます。それが体内に侵入すると、くしゃみ、目や皮膚のかゆみなどの症状に。

五臓の「肝《かん》」が高ぶる　春はストレスと関連の深い五臓の「肝」が高ぶります。自律神経に関連のある臓で、めまい、血圧上昇などが起こりやすくなり、精神状態にも大きな影響を与えます。

自然界は「陰」から「陽」に変わります。体も暮らし方も、徐々にこれに合わせていくことが大切です。

春の養生

一　体を温め、体内での陽気の上昇を助ける。急に薄着にならない

二　朝は早起きし、朝日を浴びて活動を始める

三　イライラは禁物。ストレスを発散し、心身を伸びやかに！　深呼吸やストレッチが有効

四　志を立てるのに最適な季節。断捨離《だんしゃり》もおすすめ

春の薬膳

一 陽気の上昇を助ける温め食材を

二 イライラや抑うつ予防のために、気を巡らせ、発散を促す食材を

三 苦味のある春野菜にはデトックス効果が

四 収斂《しゅうれん》作用がある酸味は、発散を抑えてしまうのでとり過ぎないように

暦のうえでの「立春」は2月の初め。一年で最も寒い時季です。

体は冬の冷えを抱えていますから、まず、体を温めることを意識し、ネギ、ショウガ、ニラ、唐辛子などの温性の食材をとることが大事です。

冬から春への変化は、「陰」から「陽」への変化。ゆらぎが大きいことから、自律神経が乱れやすく、精神的にも不安定になりがちです。

それを防ぐには、タマネギ、エンドウ豆、柑橘《かんきつ》類など気の巡りをよくする食材を。香りのいいハーブやジャスミン茶なども、停滞した気を巡らせ、発散を促してくれます。

五味《ごみ》では、消化機能を助ける甘味がおすすめですが、砂糖やお菓子の甘い味ではなく、米、鶏肉、キャベツなど、食材じたいに甘味のあるものでとってください。

また、フキノトウや菜の花などの春野菜の苦味は、デトックスを助けるのでおすすめです。逆に、収斂作用のある酸味は、発散の邪魔をするのでとり過ぎないことです。

冷えがあるときは温かい料理がおすすめですが、多忙でストレスを抱えているときは、少し冷ますことも必要。

調理法は状況に応じて工夫しましょう。

おすすめの食材

発散を助ける食材

ネギ、シソ、パクチー、
ショウガ、ミョウガ、
三つ葉、豆鼓《とうち》

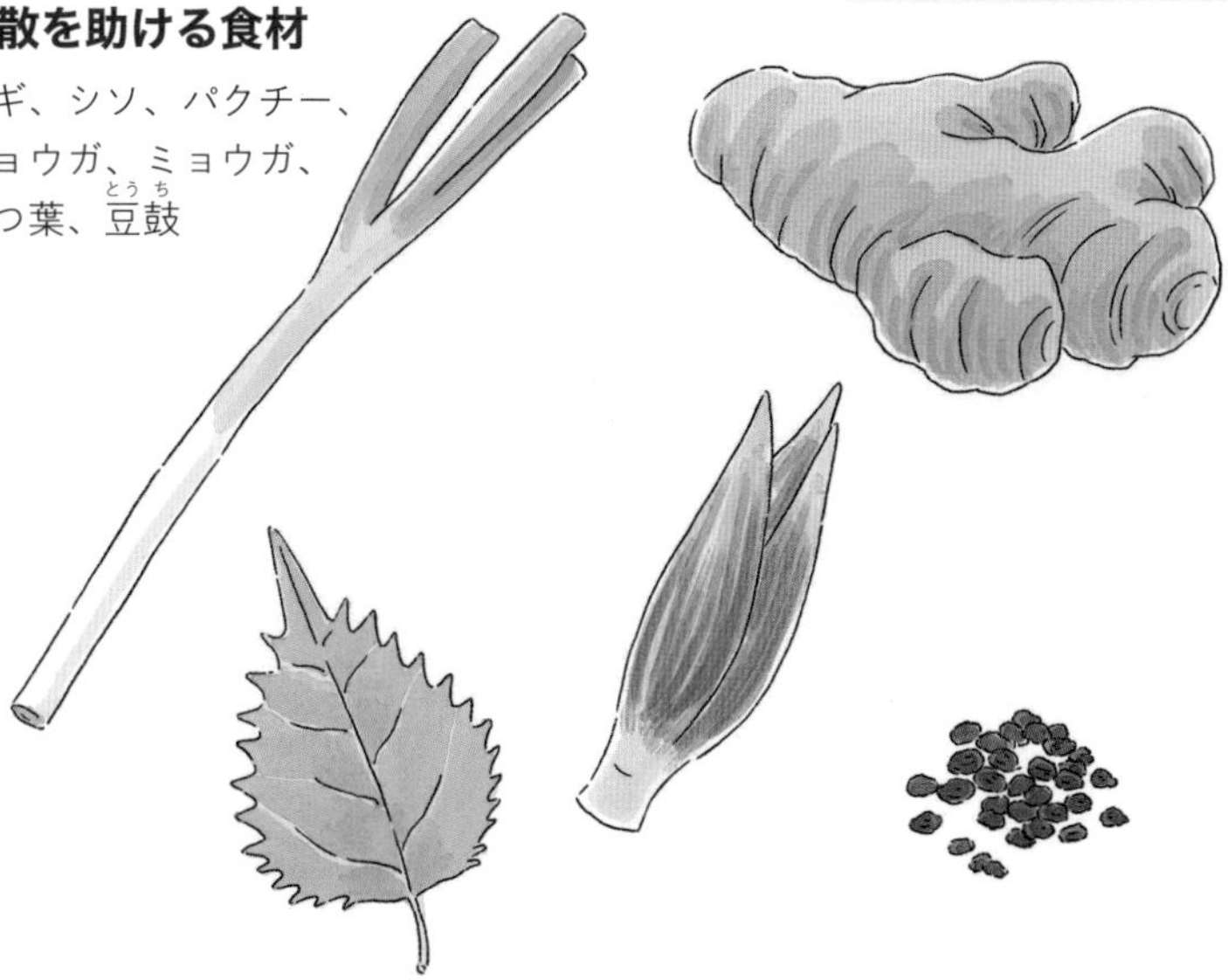

気を補う食材

米、キャベツ、山イモ、ジャガイモ、
カボチャ、インゲン、シイタケ、
はちみつ、牛肉、鶏肉、ウナギ、
イワシ、タラ、サバ、カツオ

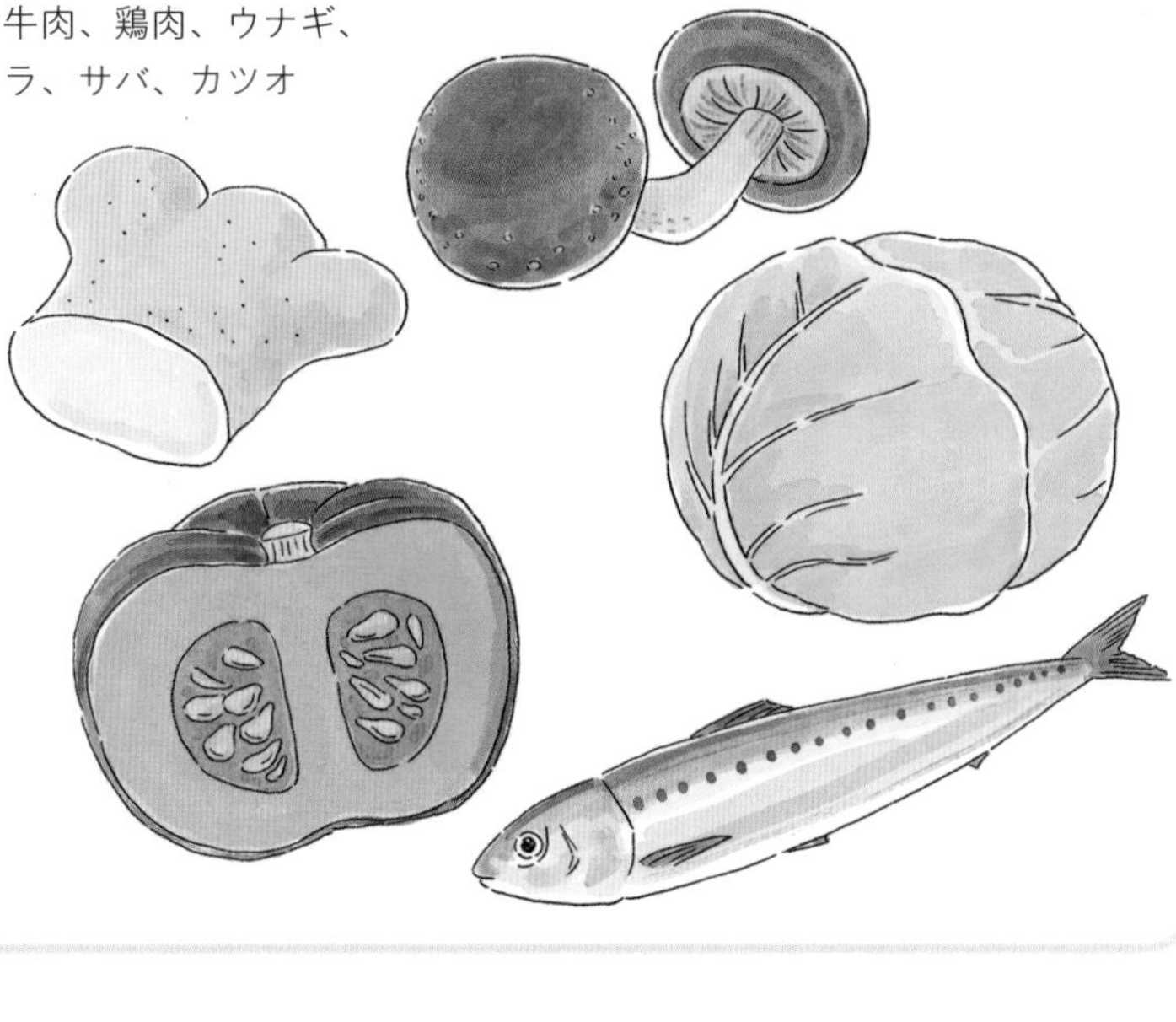

副菜

爽やかな柑橘《かんさつ》で気の巡りを促す

デコポンとスナップエンドウのサラダ

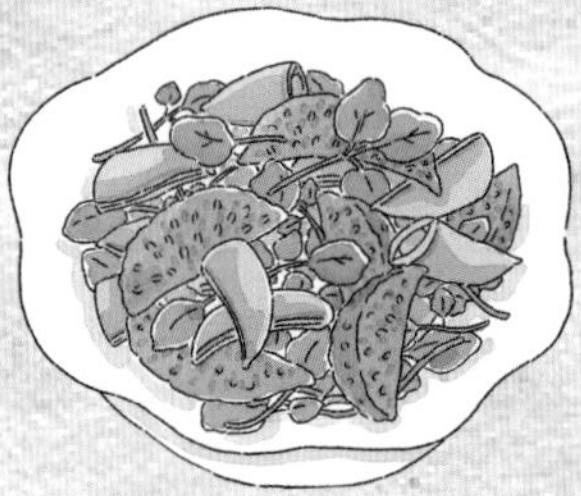

【材料】（２人分）

・スナップエンドウ　10本
・デコポン　1個
・クレソン　３株

〈ドレッシング〉

・オリーブ油　大さじ１
・リンゴ酢　大さじ１
・マスタード　小さじ１1/2
・はちみつ　小さじ1/2
・塩・コショウ　少々

【作り方】

❶スナップエンドウはヘタとすじをとり、塩ゆでして半分に切る。デコポンは薄皮をむく。クレソンはやわらかい部分だけちぎる。
❷〈ドレッシング〉の材料をすべてボウルに入れて混ぜておく。
❸すべての材料を皿に盛り付けたら、❷をかける。

時短

旬のタマネギで循環をサポート

新タマネギの丸ごと蒸し

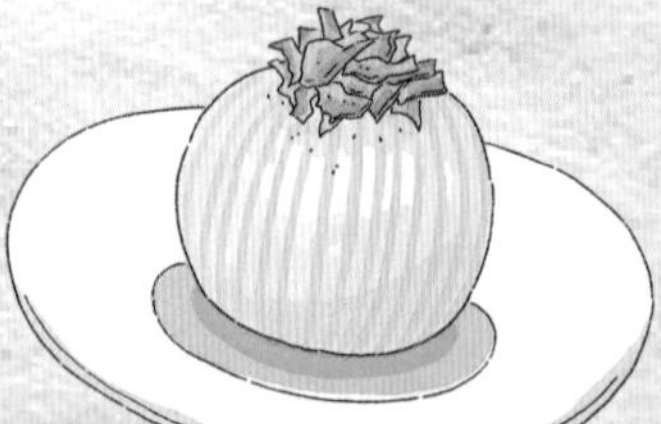

【材料】（２人分）

・新タマネギ　2個
・ポン酢　適量
・かつお節　適量
・七味唐辛子　適量

【作り方】

❶新タマネギは上下を切り落とし、皮をむいて上面に十字に包丁を入れる。
❷耐熱皿に❶をおき、ラップをふんわりかけて電子レンジで5分加熱する。
❸❷を器に盛り、ポン酢、七味をかけ、かつお節をのせる。

冷えの残る体を芯から温める

ダブルネギのポタージュ

スープ・汁物

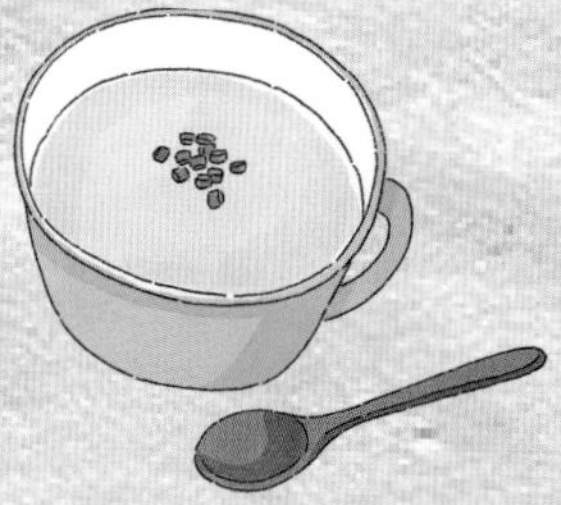

【材料】（２人分）

- 長ネギ　1本
- ジャガイモ　1個
- 豆乳　1カップ
- 塩・白コショウ　少々
- タマネギ　1/2個
- オリーブオイル　大さじ1
- 固形コンソメ　1個
- 万能ネギ（飾り用）

【作り方】

❶長ネギは斜め薄切りに、タマネギはスライスする。ジャガイモは5㎜厚さに切る。
❷鍋にオリーブオイルを入れ、長ネギとタマネギを透き通るまで炒める。
❸ジャガイモを入れたらひたひたになるくらい水を入れ、固形コンソメを加えてやわらかくなるまで煮て、火を止める。
❹❸をミキサーにかけ、豆乳を加えて温め、塩・白コショウで味を調える。
❺器に盛り、小口切りにした万能ネギを散らす。

タマネギ・ラッキョウ

鬱々《うつうつ》とした気分になりやすい春は「気」の巡りが停滞しやすいとき。タマネギ、ラッキョウは、「気」の巡りを順調にする食材の代表格です。

メンタルの不調のほか、おなかの張り、ため息やげっぷ、月経前の乳房の張りなどが気になる方におすすめ。辛味成分（硫化アリル）には、抗酸化作用があり血液サラサラに貢献するので、毎日食べれば生活習慣病予防も期待できます。

一皿料理

「気」を補って心身を活動的に

ブロッコリーのパスタ

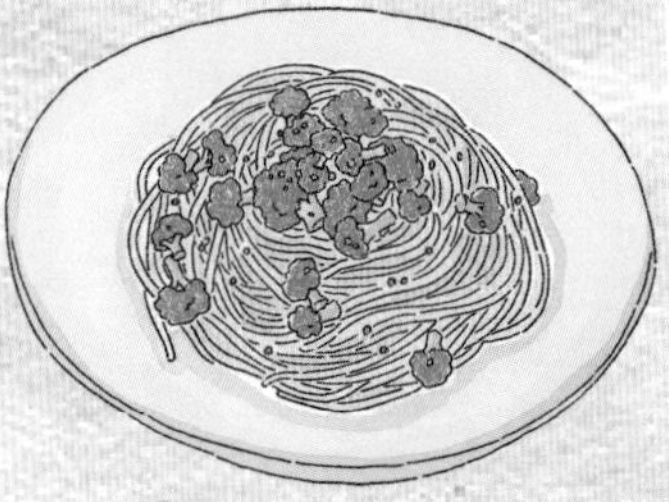

【材料】（２人分）
・ブロッコリー　１株
・ニンニク　1片
・粉チーズ　大さじ２
・スパゲティ（乾燥）　160g
・アンチョビ　２枚
・鷹の爪　１本
・オリーブ油　大さじ３

【作り方】
❶ブロッコリーは小房に分け、芯は皮を厚めにむいて粗みじん切りにする。ニンニクは皮をむき、包丁でたたき、鷹の爪は種をとっておく。
❷フライパンにニンニク、鷹の爪、オリーブ油を入れて弱火にかけ、香りがたったらアンチョビを加えて木べらで崩す。
❸ブロッコリーを加え、油が絡んだらひたひたになるくらい水を加えて10分煮る。
❹たっぷりの水を沸騰させ、１％弱の塩（分量外）を加えてスパゲティをゆでる。
❺ゆで上がった❹を❸のフライパンに入れて和え、粉チーズを加えてさらに和える。

作り置き

ほろ苦春野菜で春のデトックス

ウドとセリのきんぴら

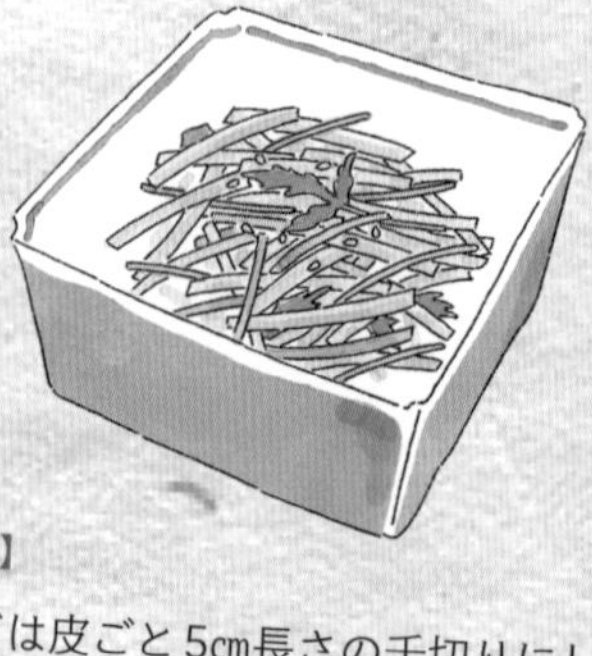

【材料】（２人分）
・ウド　1/2本
・セリ　６本
・ショウガ　1/2片
・ゴマ油　大さじ１
・醤油　大さじ１
・みりん　大さじ１
・塩　少々
・白ゴマ　適量

【作り方】
❶ウドは皮ごと5㎝長さの千切りにし、酢水にさらす。セリは千切りに、ショウガは皮をむいてみじん切りにする。
❷フライパンにゴマ油とショウガを入れて火にかけ、ウド、セリを炒める。
❸しんなりしたら調味料を加えて汁気が飛ぶまで炒め、白ゴマを加えて混ぜる。

いつものお惣菜をパワーアップ

グリーンピースと長イモのポテサラ

副菜

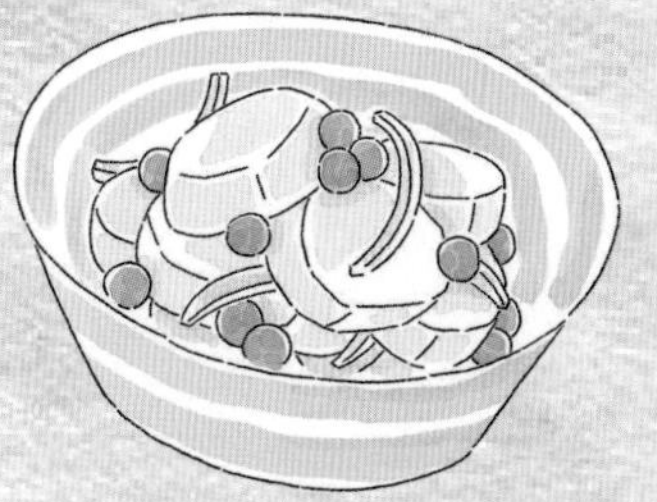

【材料】（2人分）

- ・長イモ　200g
- ・タマネギ　1/4個
- ・グリーンピース（冷凍でもよい）　60g

〈ドレッシング〉

- ・塩　小さじ1/4
- ・オリーブ油　大さじ1
- ・レモン汁　小さじ2
- ・コショウ　少々

【作り方】

❶長イモは皮をむいて輪切りにし、やわらかくゆでる。タマネギは繊維に逆らって薄切りにし、軽く水にさらす。グリーンピースは塩ゆでする。

❷ボウルに〈ドレッシング〉の材料を合わせておき、❶を熱いうちに入れて和え、粗熱がとれたら冷蔵庫に入れて1時間おく。

スイーツ

さわやかな香りで気分リフレッシュ

柑橘《かんきつ》のジャスミンゼリー

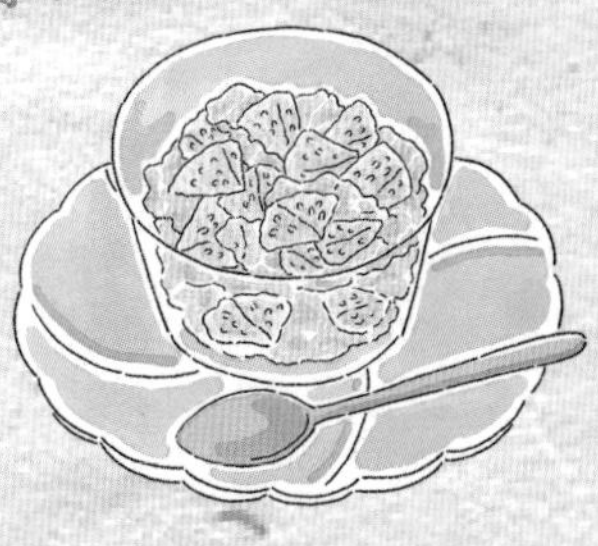

【材料】（2人分）

- ・ジャスミン茶　大さじ1
- ・グレープフルーツ　1個
- ・砂糖　大さじ2と1/2
- ・粉ゼラチン　10g

【作り方】

❶水500mlを沸かし、茶葉を入れて葉が開いたら茶こしでこし、砂糖を入れて溶かす。

❷ゼラチンは、水でふやかしておく。グレープフルーツは薄皮をむいてひと口大に切る。

❸❶の鍋に果肉、ふやかしたゼラチンを加えて温め、よく溶かす。

❹バットに移し、冷蔵庫で冷やし固める。

❺器に、グレープフルーツを崩しながら盛る。

時短

薬味たっぷりで気分も爽やかに

豆苗《とうみょう》の発散サラダ

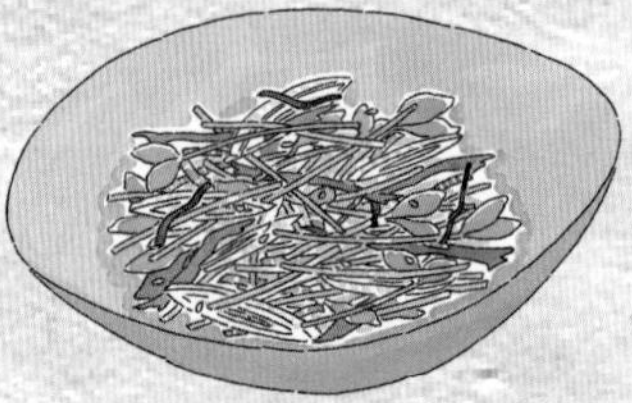

【材料】（２人分）

・豆苗　１パック
・ミョウガ　２個
・ゴマ油　大さじ１
・リンゴ酢　小さじ１
・長ネギ　1/3本
・大葉　５枚
・塩昆布　15g
・白ゴマ　適量

【作り方】

❶豆苗は5cm長さに切る。長ネギは5cm長さの斜め薄切りに、ミョウガは縦半分に切って斜め薄切りに、大葉は千切りにする。

❷❶をボウルに入れ、ゴマ油、塩昆布を入れて混ぜ、全体になじんだらリンゴ酢と白ゴマを加えて和える。

作り置き

和の発散野菜を主役に！

根三つ葉と油揚げの和え物

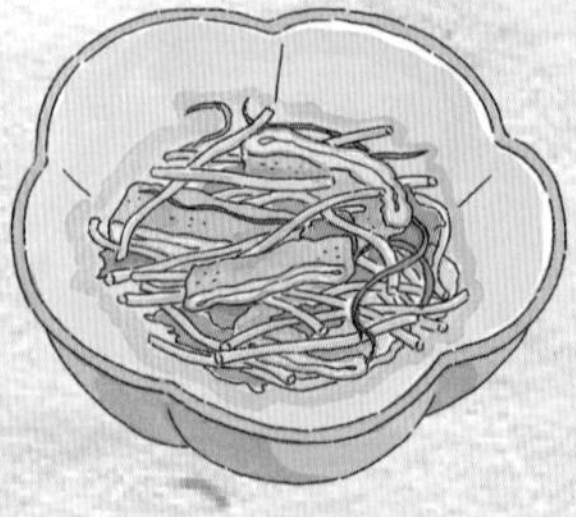

【材料】（２人分）

・根三つ葉　１束
・油揚げ　１枚
・だし汁　250ml
・醤油　大さじ１
・みりん　大さじ１
・塩　少々

【作り方】

❶根三つ葉は5cm長さに切り、熱湯をかける。油揚げは熱湯をかけて油抜きし、1cm幅に切る。

❷だし汁、醤油、みりん、塩を鍋に入れて火にかけ、油揚げを入れて10分ほど煮る。

❸根三つ葉の根を加えて１分後に葉を入れ、火を止める。保存容器に移し、味をなじませる。

「気」を補うキャベツがメインに

春キャベツのスパイス焼き

エスニック

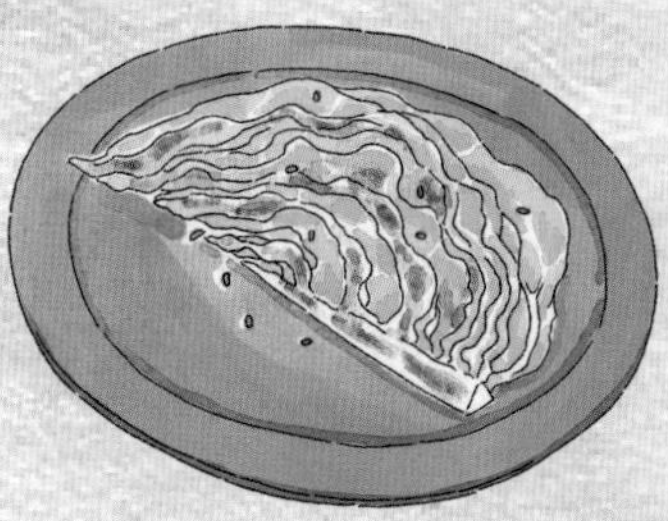

【材料】（２人分）

・春キャベツ　1/4個
・バター　10g
・クミンシード　小さじ１
・フェンネルシード　小さじ１
・塩　少々
・ニンニク　1片
・オリーブ油　小さじ１

【作り方】

❶春キャベツは縦半分に切る。ニンニクは皮をむいてスライスする。
❷フライパンにバター、オリーブ油、ニンニク、クミンシード、フェンネルシードを入れて火にかけ、香りがたったらキャベツ、塩を入れる。
❸フタをして中火で片面を焼き、断面に少し焦げ目がついたら裏返し、同様に焼く。

薬味野菜とハーブ

ネギ、ショウガ、シソ、ミョウガなどの薬味野菜の特徴は、爽やかな香り。

薬膳ではいずれも発散、発汗作用のある食材とされ、かぜのひき始めのほか、ストレスで「気」の巡りが停滞しがちなときに勧めます。パクチー（香菜、コリアンダー）、パセリ、ディルなど、香りの高いハーブも、これらと同じ作用があると考えてください。家庭菜園などで育てて、日々の料理に取り入れて！

春の基本のタレ

タマネギ・ヨーグルトタルタル

春に食べたい薬膳食材のタマネギと、発酵食品のヨーグルトをベースにしたソース。ドレッシング、かけダレ、つけダレに大活躍します。

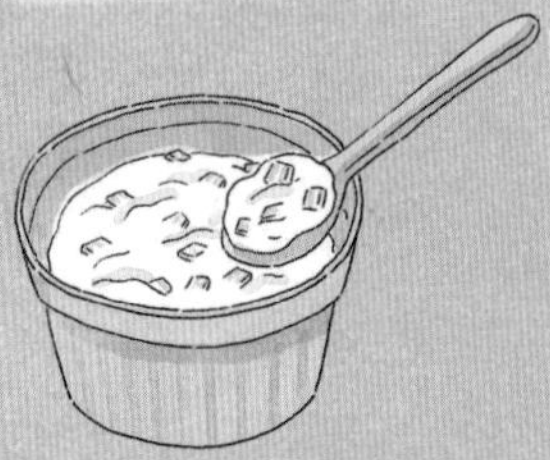

【材料】（作りやすい分量）

- ・タマネギ　1/2個
- ・オリーブ油　大さじ3
- ・はちみつ　小さじ1
- ・塩（あれば塩麹《こうじ》）　小さじ1/2
- ・酢　小さじ1
- ・プレーンヨーグルト　60ml

【作り方】

❶ タマネギは皮をむいてみじん切りにし、ザルに入れて流水をかける。軽くしぼって皿に広げ、1時間程度おく。

❷ ボウルに塩とオリーブ油を入れて混ぜ、次に酢、はちみつを加えて混ぜる。

❸ ❷にタマネギ、プレーンヨーグルトを加えてさらに混ぜ、保存容器に入れる。表面をラップで密閉し、冷蔵庫で一晩寝かせる。3～4日間冷蔵保存可能。

アレンジレシピ1

主菜

鰆《さわら》と野菜のごちそうサラダ

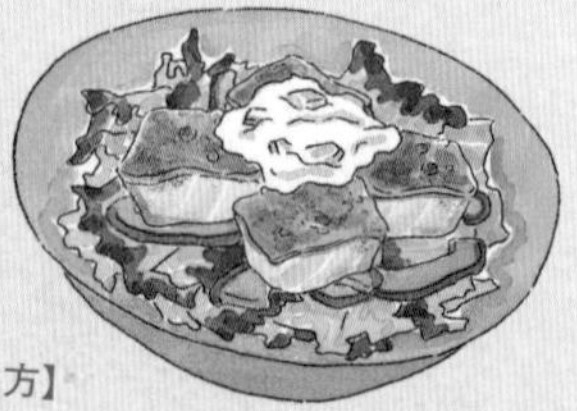

【材料】（2人分）

- ・鰆（切り身）　2枚
- ・オリーブ油　大さじ1
- ・パプリカ（赤）　1/4個

- ・塩　少々
- ・サニーレタス　2枚

- ・タマネギ・ヨーグルトタルタル　大さじ2

【作り方】

❶ 鰆の切り身は4等分に切り、塩をふって30分間おく。水分が出たらキッチンペーパーで拭き取る。

❷ サニーレタスは食べやすい大きさにちぎり、パプリカは種とヘタをとって薄切りにする。

❸ フライパンにオリーブ油を入れて火にかけ、鰆を皮目から焼く。皮目がパリッとしたら、裏返して両面をこんがり焼く。

❹ 皿にサニーレタス、パプリカを盛り、鰆をのせて、タマネギ・ヨーグルトタルタルをかける。

アレンジレシピ2

コンビーフのオニオンバケット

朝食・軽食

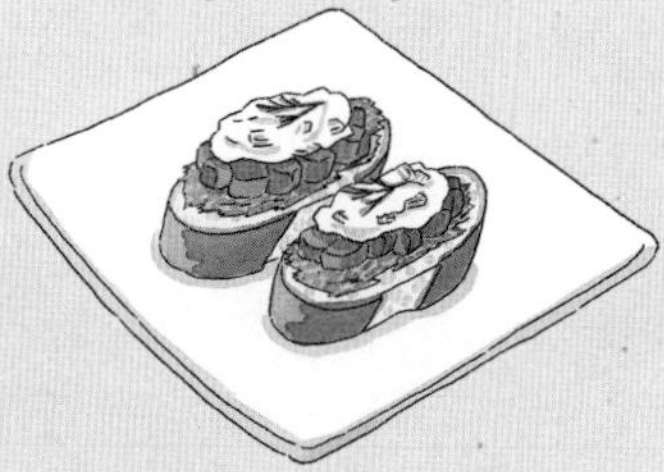

【材料】（2人分）
- トマト　1/2個
- ニンニク　1片
- オリーブ油　大さじ2
- コンビーフ　100g
- タマネギ・ヨーグルトタルタル　大さじ2
- フランスパン（厚切り）　4枚
- ディル（粗く刻む）　少々

【作り方】

❶トマトは種を除いてざく切りに、ニンニクはすりおろしてオリーブ油と合わせておく。コンビーフはほぐす。
❷フランスパンの上に、ニンニクと合わせたオリーブ油を塗り、オーブントースターでカリッと焼く。
❸❷にコンビーフ、トマト、タマネギ・ヨーグルトタルタルをのせ、ディルを添える。

主菜

アレンジレシピ3

チキンのマリネソテー

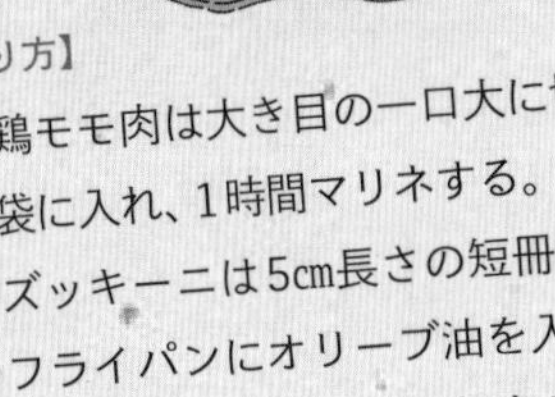

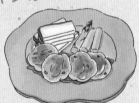

【材料】（2人分）
- 鶏モモ肉　1枚
- タマネギ・ヨーグルトタルタル　大さじ2
- ズッキーニ　1/2本
- アスパラガス　2本
- オリーブ油　大さじ1
- 粒マスタード
- 塩・コショウ　少々

【作り方】

❶鶏モモ肉は大き目の一口大に切り、タマネギ・ヨーグルトタルタルと合わせて保存袋に入れ、1時間マリネする。
❷ズッキーニは5㎝長さの短冊切り、アスパラは皮をむいて5㎝長さに切る。
❸フライパンにオリーブ油を入れて火にかけ、❷を炒めて取り出しておく。
❹❸のフライパンに、汁気をこそげた鶏肉を並べ、強火で皮目から焼く。カリッと焦げ目がついたら中火にし、フタをして裏面を焼いて火を通し、取り出す。
❺ソースを作る。鍋の油を軽く拭き取り、こそげ落としたタルタルと粒マスタードを入れて煮つめ、塩・コショウで味を調える。
❻野菜と鶏肉を皿に盛り、❺をかける。

梅雨

雨の季節です。
鬱陶《うっとう》しい時期ですが
梅雨の降水は
暑い夏の渇水を防ぎ
農作物を育てる大事
な水源となります。
「湿」の季節で
五臓の「脾《ひ》」に
負担がかかります。

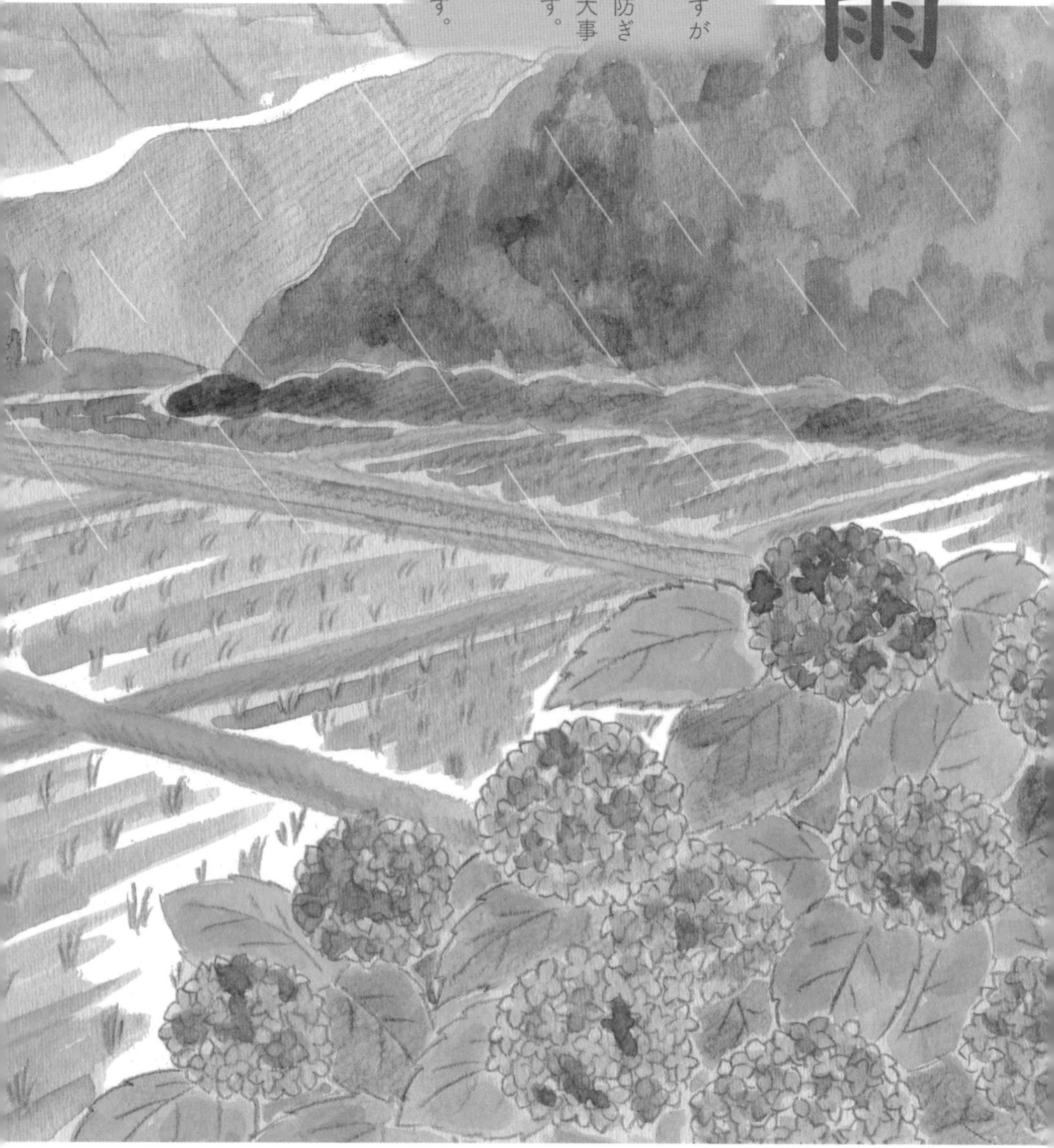

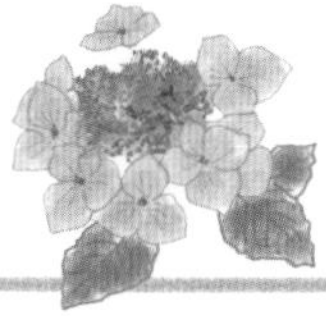

梅雨ってどんな季節？

日が長く陽気は旺盛　梅雨の真ん中は二十四節気《にじゅうしせっき》の「夏至《げし》」。一年の中で陽気が極まる時期です。

湿気による冷えが潜む　湿気と雨の日の日差しの少なさから、気温が高くてもひんやりした体感です。

住環境が汚れ、澱《よど》む　排水溝のにおい、浴室のカビ、洗濯物の生乾き臭など、住まいの汚れ、雑菌、イヤなにおいが停滞します。

バランスが崩れやすい　晴れの日と雨の日の寒暖差、雨のせいで家にこもりがちになる、気分が落ち込むなど、体調を崩す要因が重なります。

五臓の「脾《ひ》」が虚弱に　梅雨どきは消化機能をつかさどる「脾」に負担がかかります。日ごろから胃腸が弱い人は、おなかを壊しやすくなったり、食欲不振になったりするおそれが大。一年の中で特に胃腸をいたわりたい季節です。

エアコンや水回りの掃除を行い、住まいを清潔に。食品が傷みやすくなるので、衛生面や消費期限に注意を！

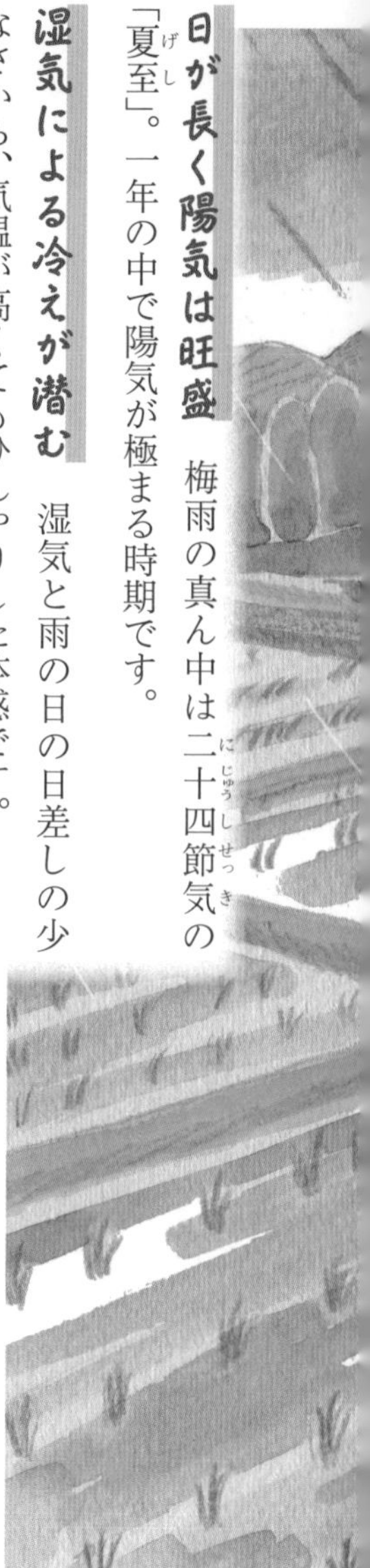

梅雨の養生

一　湿度が高く室内がじめじめするので、換気、除湿を徹底する

二　雨が多く運動不足になりやすいので、晴れた日は外で活動的に過ごす

三　湿気はおなかに溜まりやすいので、腹部を温める服装の工夫を

四　ストレッチなどでむくみ予防を図る

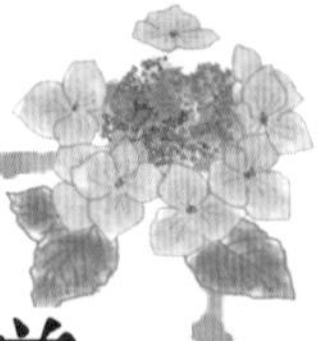

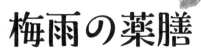

梅雨の薬膳

一 体を温める食材を

二 気の巡り、水分代謝をよくする食材で、水の停滞を防いで

三 さっぱりとした薄味を心がけて

四 体を冷やすもの、生もの、甘いものは、消化機能の負担になるため控えめに

梅雨には「陽」の要素と「陰」の要素の両方が存在します。45ページのグラフを見てください。自然界の「陽」の気が最も旺盛になる夏至《げし》は、6月下旬。梅雨の真っただ中です。活動的になるべき季節が鬱陶《うっとう》しい時季にあたるため、陰陽が乱れて自律神経のバランスが崩れやすくなるのです。これがいわゆる「気象病」ですね。

さらに、梅雨の「湿」が邪気《じゃき》となって体に侵入すると、停滞して澱《よど》む性質からさまざまな不調を引き起こします。

下半身に停滞すれば足のむくみや腰膝の痛みに、おなかにたまれば下痢や食欲不振に。頭が重い、体がだるいといった倦怠感《けんたいかん》を覚える人も多いでしょう。

こうした症状を防ぐために重要なのは、まず水分代謝をよくする食材をとること。枝豆、トウモロコシ、ハトムギなど、利尿作用のあるものを取り入れましょう。

また、消化機能が弱りやすい時季なので、脂っこいものや甘いお菓子、生ものは控えめに。

薄味で消化のいいもの、気の巡りを助けるものを積極的にとってください。湿気によっておなかが冷えやすいので、献立を考えるときは、汁物、煮物など温かい料理を中心にするのが正解です。

おすすめの食材

水分代謝を助ける食材

大豆《だいず》、黒豆、小豆《あずき》、枝豆、ソラ豆、冬瓜《とうがん》、ハトムギ、トウモロコシ、はまぐり

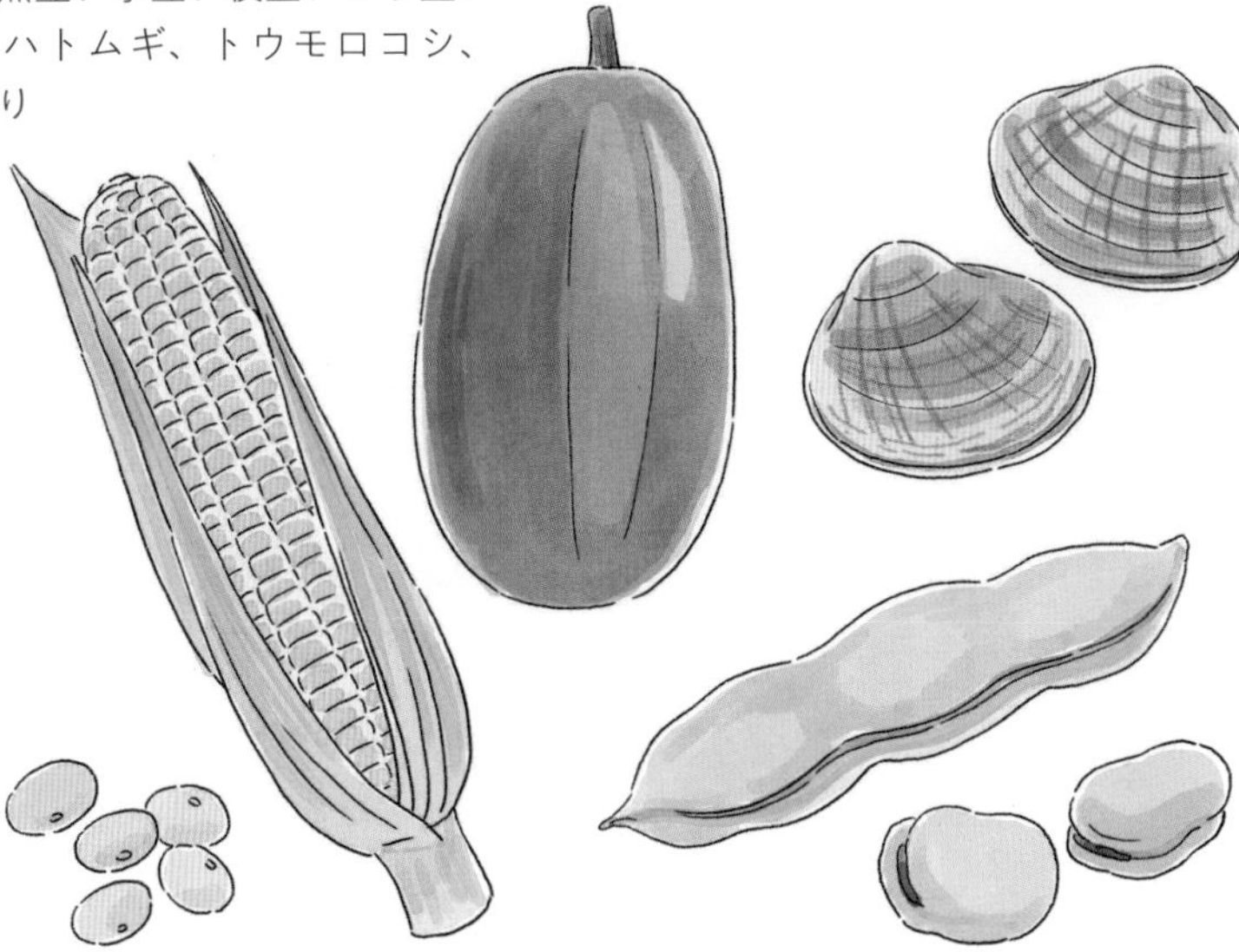

気を巡りをよくする食材

タマネギ、ラッキョウ、グリンーピース、ソバ、大葉、シソ、ネギ、ジャスミン茶、柑橘《かんきつ》類

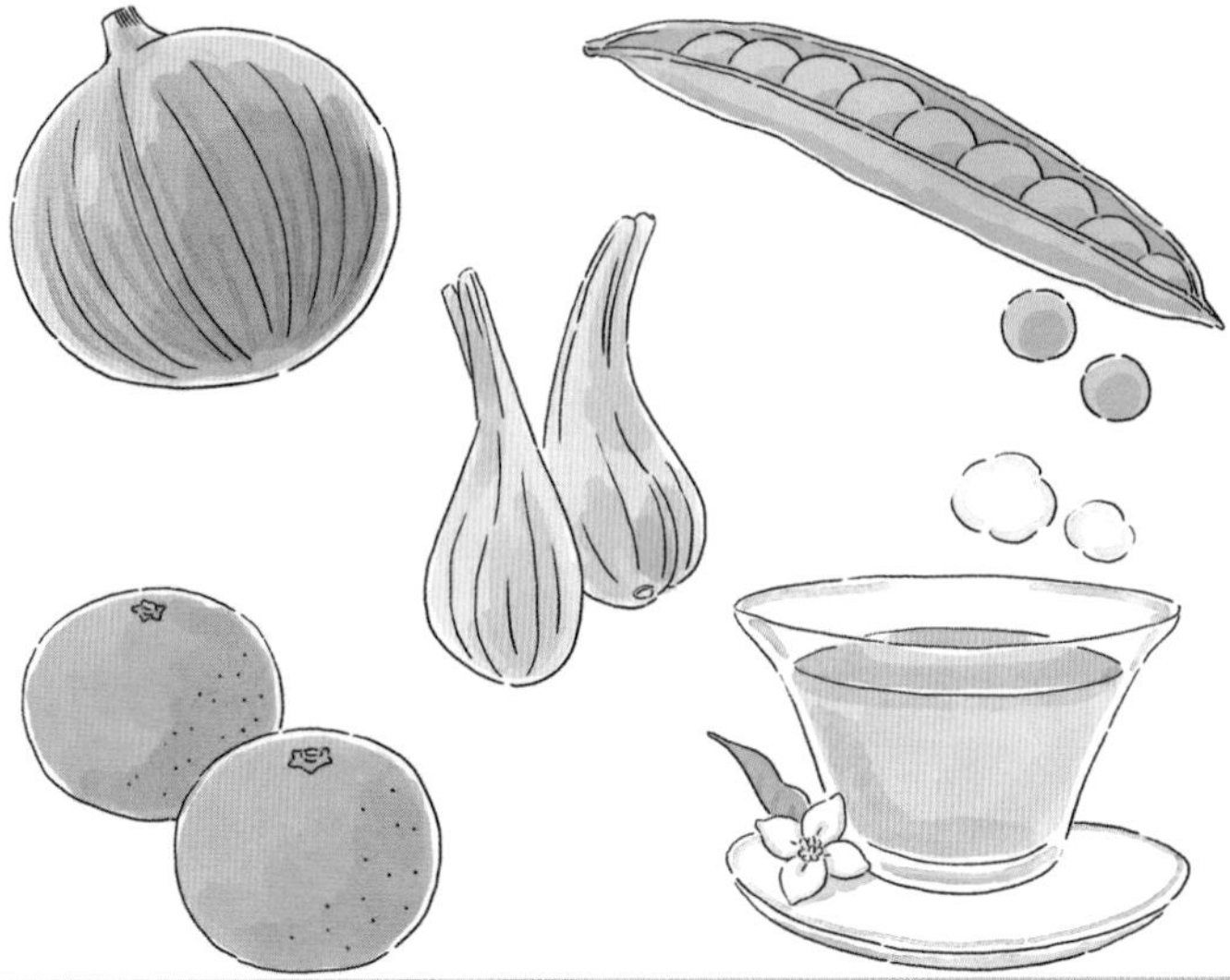

主菜

利尿作用のある冬瓜《とうがん》で湿気対策

冬瓜と手羽元の煮物

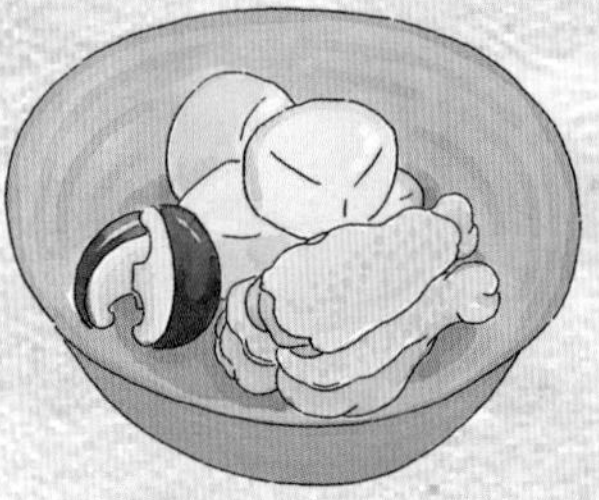

【材料】（２人分）

- 冬瓜　1/8個
- 干しシイタケ　2枚
- だし汁　1カップ
- 砂糖　大さじ１
- 薄口醤油　大さじ２
- 水　500ml
- 鶏の手羽元　6本
- ショウガ　1/2片
- 酒　大さじ２
- みりん　大さじ２
- 塩　少々

【作り方】

❶冬瓜は皮をむき、5㎝角に切る。干しシイタケは水で戻しておき、軸を落として半分に切る。ショウガは皮をむいて薄切りにする。

❷圧力鍋にすべての材料を入れ、フタをして強火にかける。

❸５分間加熱し、５分間蒸らす。

❹フタをとって汁を煮詰め、塩で味を調える。

スープ・汁物

梅雨時期におすすめの豆乳ベース

豆乳コーンポタージュ

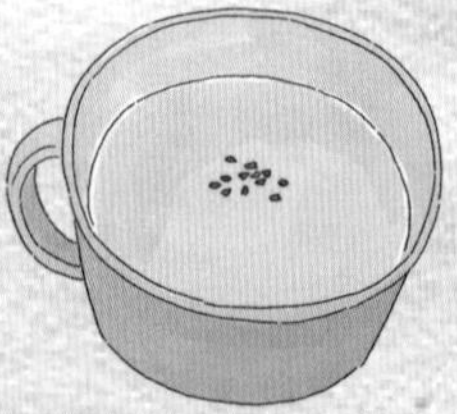

【材料】（２人分）

- クリームコーン　200g
- オリーブ油　小さじ1/2
- 水　1カップ
- パセリ（みじん切り）　適量
- タマネギ　1/2個
- 豆乳　150ml
- 塩　小さじ1/2弱

【作り方】

❶タマネギは皮をむいてみじん切りにする。

❷鍋にオリーブ油を入れて火にかけ、タマネギを中火で炒める。

❸タマネギが透き通ったらクリームコーン、豆乳、水、塩を入れて10分煮る。

❹いったん冷まし、粗熱がとれたらミキサーにかける。

❺温め直してから器に盛り、パセリを散らす。

山イモを加えて消化機能の強化も

コーンと山イモのネギ焼き

軽食

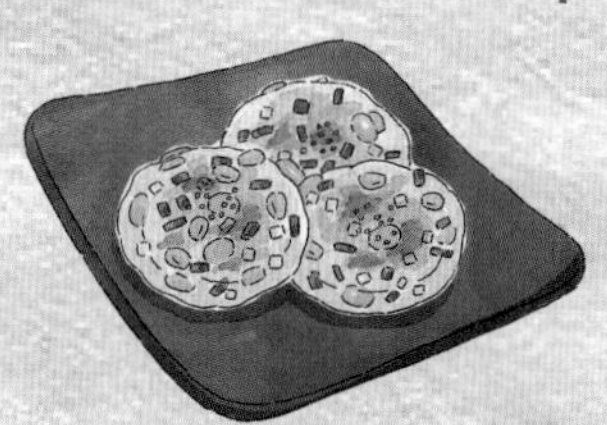

【材料】（２人分／６個分）

・山イモ　250g
・青ネギ　50g
・塩　少々
・七味唐辛子　適宜
・トウモロコシ　100g
・小麦粉　大さじ３
・サラダ油　大さじ１

【作り方】

❶山イモは2/3をすりおろし、1/3は5㎜角切りにする。青ネギは小口切りにする。
❷すりおろした山イモにふるった小麦粉を入れてよく混ぜ、山イモの角切り、トウモロコシ、青ネギ、塩を加えて混ぜ合わせる。
❸フライパンに油を熱し、❷をカレースプーンでおとして広げ、両面をこんがり焼く。
❹器に並べたら、好みで七味唐辛子をふる。

豆のチカラ

蒸し暑い時季に重要なのは、体に蓄積した湿気を排出させること。枝豆、ソラ豆や、大豆《だいず》、小豆《あずき》、黒豆などの豆類には、利尿作用によって水分代謝を助ける機能があるとされます。

ただし、注意したいのは豆の味つけ。砂糖には湿気を集める性質があるので、甘味の強い煮豆や和菓子ではなく、甘くない料理でとるのがよいでしょう。

また、大豆製品である豆乳にも利尿作用が。牛乳を豆乳に替えるのも、湿度の高い季節にはおすすめの方法です。

海苔《のり》と大葉でさっぱり美味！

朝食・軽食

しらすと海苔のトースト

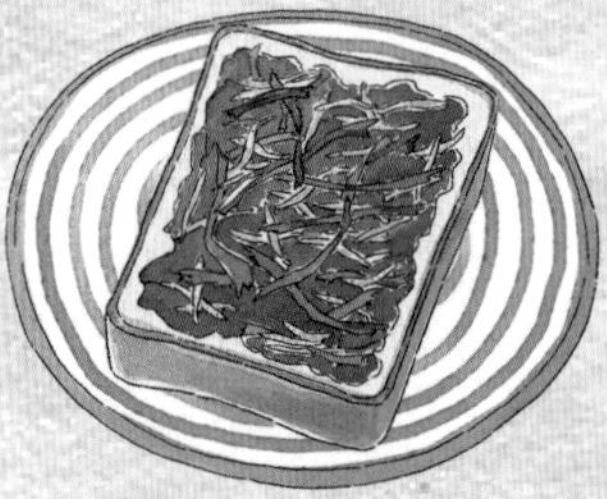

【材料】（２人分）
- 食パン（６枚切り）２枚
- 海苔の佃煮《つくだに》　適量
- しらす干し　40g
- 大葉　２枚
- オリーブ油　小さじ２

【作り方】

❶ 大葉は千切りにしておく。
❷ 食パンに海苔の佃煮を塗り、しらす干しをのせ、オリーブオイルをかけてオーブントースターで焼く。
❸ 焼き上がったら大葉を散らす。

はまぐりのだしで水はけ良好に

一皿料理

はまぐりソバ

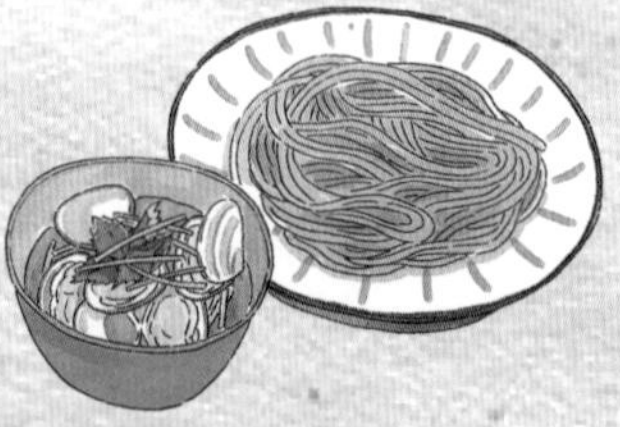

【材料】（２人分）
- はまぐり　６～８個
- ソバ（乾麺）　160g
- 長ネギ　1/4本
- 三つ葉　10g
- 麺つゆ（濃縮タイプ）　30ml

【作り方】

❶ はまぐりは殻をこすり合わせながらよく洗う。長ネギは5㎝長さに切り縦4等分に切る。三つ葉は根を落として2cm長さに切る。
❷ 鍋にたっぷりの水をわかし、ソバをゆでる。ゆで上がったらざるにとり、冷水をかけて冷ます。
❸ 鍋に水400mlとはまぐりを入れて火にかけ、フタをして貝が開いたら取り出す。
❹ ❸の鍋に麺つゆを加え、ひと煮したら長ネギを加える。
❺ ❹のつけ汁に三つ葉を加え、ソバを添える。

皮をコーンに替えるのがカギ

トウモロコシしゅうまい

主菜

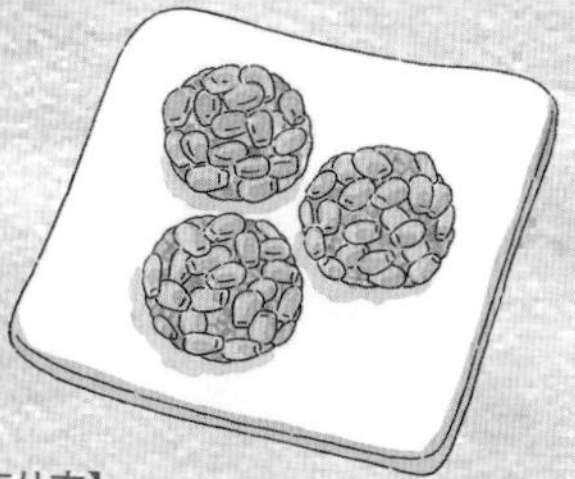

【材料】（作りやすい分量）

・鶏ももひき肉　150g
・タマネギ　1/4個
・片栗粉　大さじ1/2
・トウモロコシ　1/3本
・干しシイタケ　1枚

〈A〉

・ゴマ油　大さじ1/2
・醤油　小さじ1
・ショウガ汁　小さじ1/2
・酒　小さじ3/4
・砂糖　小さじ1/4
・コショウ　少々

【作り方】

❶トウモロコシはゆでて、芯を外す。
❷タマネギはみじん切りにし、片栗粉をまぶす。干しシイタケは水で戻し、軸を除いてみじん切りにする。
❸ボウルにひき肉、❷、〈A〉を入れて粘りが出るまで練ったら、ラップをして冷蔵庫に入れ、20分程おく。
❹❸を6等分し、団子状に丸める。トウモロコシを団子の表面に押し付け、ギュッと握って成形する。
❺耐熱皿にクッキングペーパーを敷いて❹を並べる。蒸し器の蒸気が上がったら耐熱皿を入れて10分程蒸す。電子レンジの場合は耐熱皿にラップをかけ、600ワットで6〜7分程加熱する。指で押してしっかり弾力が感じられればOK。

トウモロコシとトウモロコシの髭茶《ひげちゃ》

水分代謝を高める食材の代表格がトウモロコシ。食物繊維、ビタミン、ミネラルが豊富で、美容食材としても注目を集めています。ゆでたり、焼いたりして食べるほか、ご飯といっしょに炊き込んでも、甘みが増しておいしくいただけます。

食用では捨てられる〝髭〟は、「玉米鬚《ぎょくべいしゅ》」「南蛮毛《なんばんげ》」と呼ばれ、利尿作用はトウモロコシ以上。韓国で愛飲される「トウモロコシの髭茶」は、体の水はけをよくするのに有効です。

副菜

〝ねばねばパワー〟でおなかを元気に

オクラと納豆のねばトロ

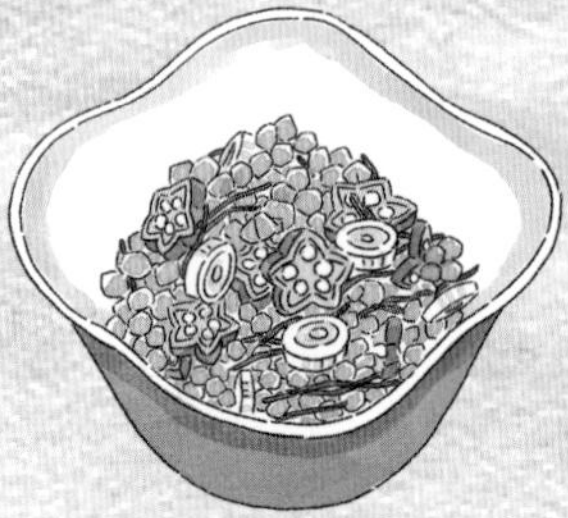

【材料】（２人分）
- ひきわり納豆　1パック
- オクラ　3本
- めかぶ（味のついていないもの）　1パック
- 長ネギ　1/4本
- 醤油　少々

【作り方】

❶長ネギは小口切りに、オクラは塩ゆでして冷水にとり、ヘタを落として小口切りにする。

❷ボウルに納豆を入れてよく混ぜ、めかぶ、❶、醤油を加えてさらに混ぜる。

一皿料理

梅雨どきのおなかの冷えに

大和イモ肉団子のフォー

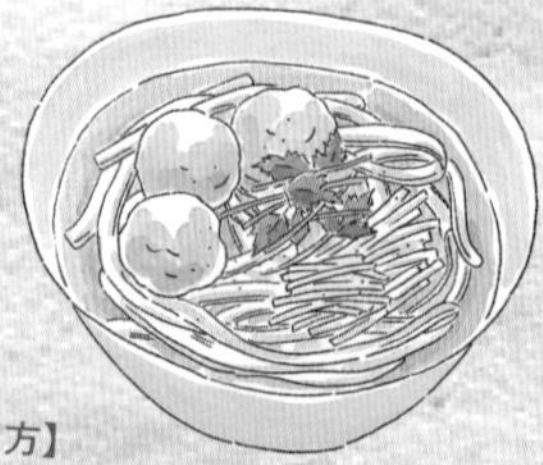

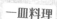

【材料】（作りやすい分量）
- 大和イモ　100g
- 片栗粉　小さじ1
- 鶏ガラスープのもと　小さじ2
- ナンプラー　小さじ1/2
- 粗挽き黒コショウ　適量
- ショウガ　1/2片
- 鶏ひき肉　100g
- フォー　140g
- 塩　少々
- 長ネギ　1/3本
- パクチー　適量

【作り方】

❶大和イモは皮をむいてすりおろす。ボウルにひき肉、大和イモ、塩、片栗粉を入れてよく混ぜる。

❷長ネギは5㎝長さの白髪ネギに、ショウガは皮をむいて千切りにしてそれぞれ水にさらす。パクチーは2㎝長さに切る。

❸フォーはぬるま湯でもどしてから好みのかたさにゆでる。

❹鍋に水500ccを沸騰させ、鶏ガラスープのもと、ナンプラー、塩で味つけする。❶を丸めて入れ、アクをとりながら5分ほど煮る。

❺フォーを加え、温まったら、器に盛り、長ネギ、ショウガ、パクチーをのせ、粗挽き黒コショウをたっぷりふる。

薄味に仕上げてさっぱり！

切干大根とショウガのご飯

ご飯物

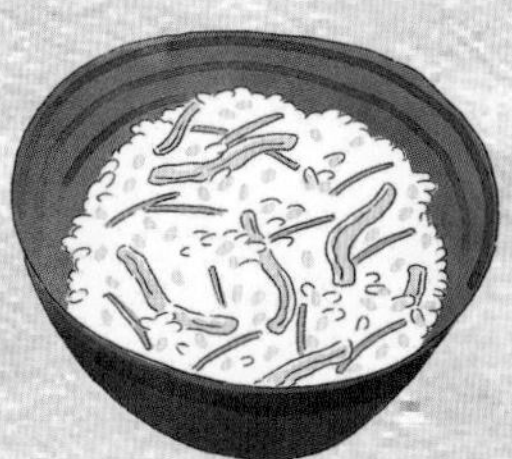

【材料】（作りやすい分量）
- ・米　2合
- ・切干大根　30g
- ・ショウガ　1/2片
- ・塩昆布　10g

【作り方】

❶米は研いでざるに上げる。切干大根はよく洗う。ショウガは皮をむいて千切りにする。

❷すべての材料を炊飯器に入れ、通常の水加減で炊く。

ドリンク

梅雨～夏においしい刺激的な辛さ

新ショウガのジンジャエール

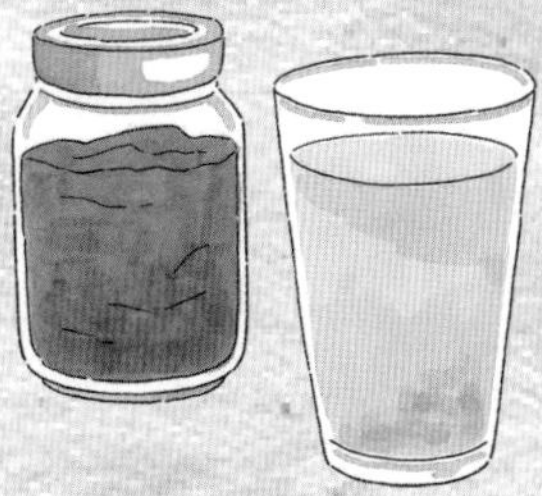

【材料】（作りやすい分量）
- ・新ショウガ　200～300g
- ・きび砂糖　130g
- ・シナモンスティック　1本

【作り方】

❶新ショウガは皮のまますりおろす。

❷鍋に水500mlとすべての材料を入れ、火にかける。沸騰したら弱火にし、かき混ぜながら15分煮詰める。

❸煮沸した瓶に入れて1週間程度保存可能。水または炭酸水で好みの濃さに割って飲む。

梅雨の基本のタレ

青ジソのジェノベーゼ

体にたまった余分な水を発散し、消化機能を助けるシソは、梅雨時におすすめの野菜。シソたっぷりのタレは、揚げ物や肉料理などにもよく合います。

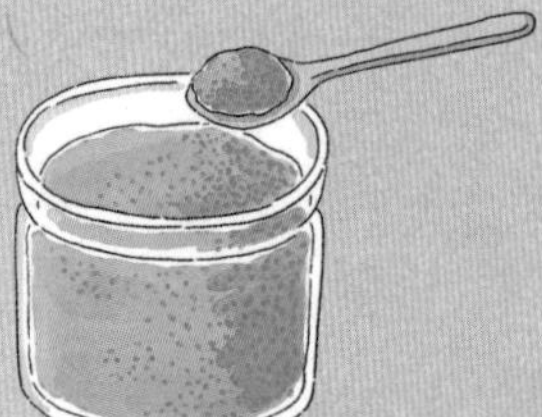

【材料】（作りやすい分量）
- 大葉　50枚
- おろしニンニク　小さじ2
- ローストピーナッツ　20g
- オリーブ油　100ml
- 塩　小さじ1

【作り方】

❶すべての材料をフードプロセッサーにかけ（またはブレンダーでよく混ぜ）、ペースト状になれば出来上がり。

❷煮沸した瓶に入れ、冷蔵で約1週間保存可能。

アレンジレシピ1

一皿料理

イカと大葉のパスタ

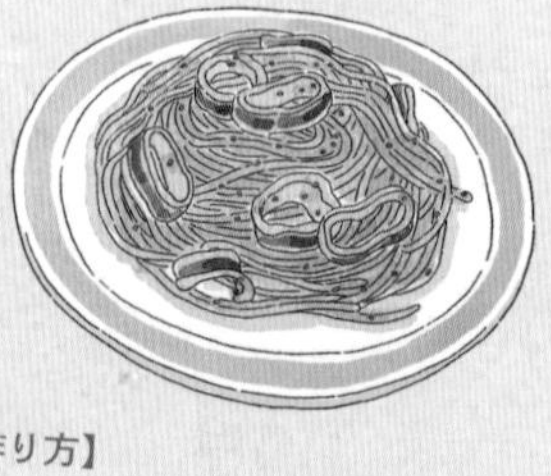

【材料】（2人分）
- 生イカ　100g
- ニンニク　1片
- オリーブ油　大さじ2
- 青ジソのジェノベーゼ　大さじ3
- スパゲティ　160g
- 粉チーズ　適量

【作り方】

❶イカは1㎝厚さの細切りに、ニンニクはたたいてみじん切りにする。

❷たっぷりの水を沸騰させ、1％程度の塩（分量外）を加えてスパゲティをゆでる。

❸フライパンにオリーブ油とニンニクを入れて弱火にかけ、香りがたったらイカを入れて軽く火を通す。

❹❸にゆで上がったスパゲティと青ジソのジェノベーゼ、粉チーズを入れ、フライパンを振ってよく全体をなじませる。

アレンジレシピ2

大葉ポテト

副菜

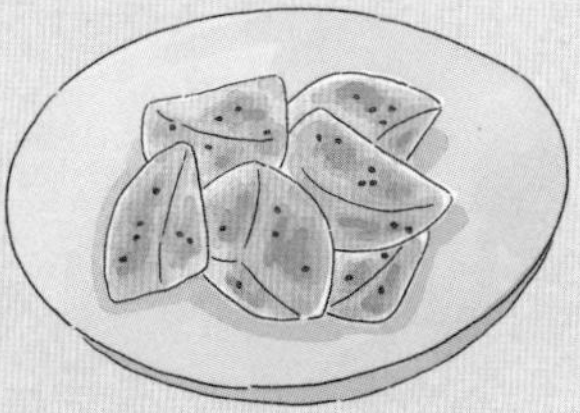

【材料】（作りやすい分量）
・ジャガイモ　2個
・オリーブ油　大さじ2
・青ジソのジェノベーゼ　大さじ1

【作り方】
❶ジャガイモは皮のままゆで、ゆで上がったら皮をむいて食べやすい大きさに切っておく。
❷フライパンにオリーブ油を入れて火にかけ、❶の表面がカリッとするまで焼く。
❸青ジソのジェノベーゼを加え、混ぜながら軽く火を通す。

アレンジレシピ3

副菜

アサリの酒蒸し青ジソ風味

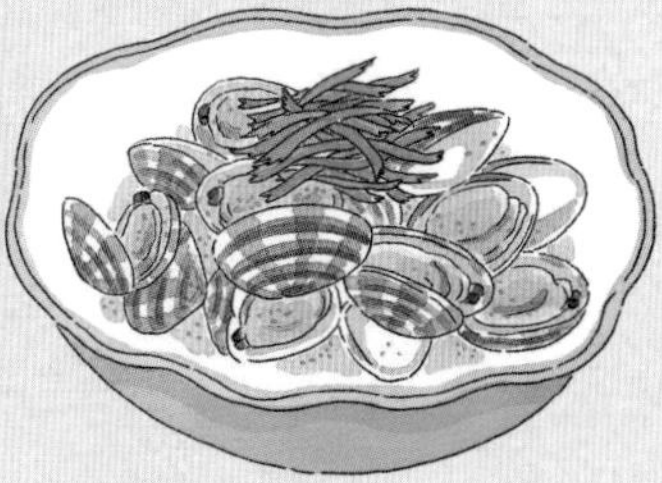

【材料】（2人分）
・アサリ　500gくらい
・白ワイン　大さじ3
・大葉　4枚
・青ジソのジェノベーゼ　大さじ1

【作り方】
❶アサリはひたひたの塩水に浸して砂抜きしておく。大葉は千切りにする。
❷フライパンにアサリ、白ワインを入れて火にかけ、フタをする。
❸貝が開いたら、青ジソのジェノベーゼを加えて混ぜる。
❹器に盛り、千切りの大葉をのせる。

夏

草木が繁茂し
花が咲き誇る夏。
体の陽気も旺盛に
なります。
活動的に過ごすと
同時に、厳しい暑
さに注意。
「暑熱」の季節で
五臓の「心《しん》」に
負担がかかります。

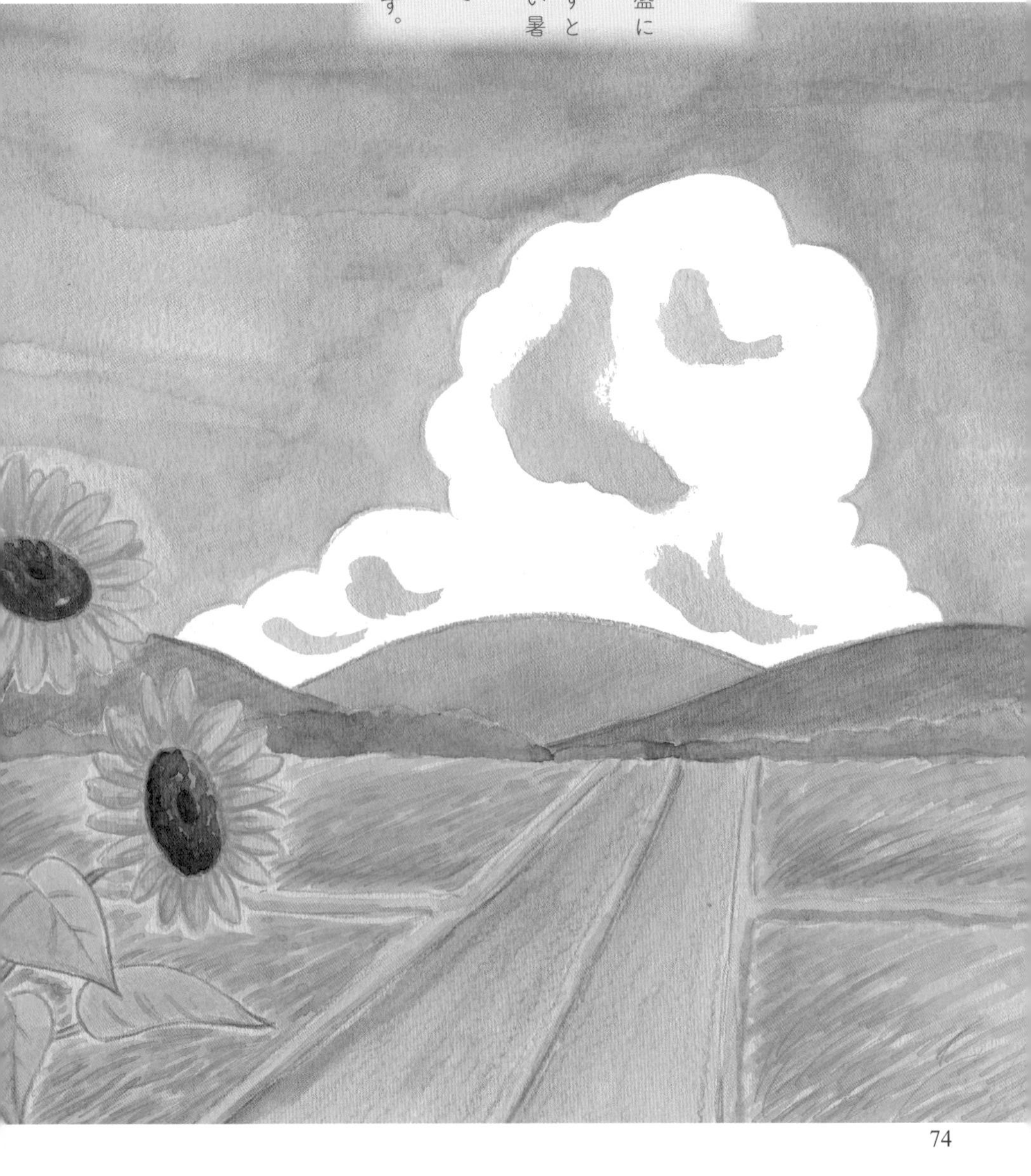

夏ってどんな季節？

日が長く陽気は旺盛　夏は「蕃秀《ばんしゅう》」。陽気が旺盛になり、生命が働きを活発にする季節です。

厳しい暑さで消耗しやすい　暑さによって植物が夏枯れするように、体も気血《きけつ》が消耗し渇きやすくなります。

夏の冷えにも要注意　エアコンの冷えや冷たいものの食べ過ぎなど、夏に冷えが進行することも。

適度な紫外線のケアを　日差しが強いので屋外では、帽子、日傘、日焼け止めなどによる紫外線ケアも必要。

五臓の「心《しん》」に負担が　夏は血液循環や精神・意識に関係のある「心」に負担がかかります。イライラや怒りの感情は「心」の大敵。ゆったりとした気持ちが大事です。

良質な睡眠が大事　「心」を健やかに保つには睡眠が大事。睡眠環境を整え、昼寝を有効に利用しましょう。

在宅時間や夜間でも、熱中症のリスクがあります。水分に加え、適度な塩分、糖分も補給しましょう。

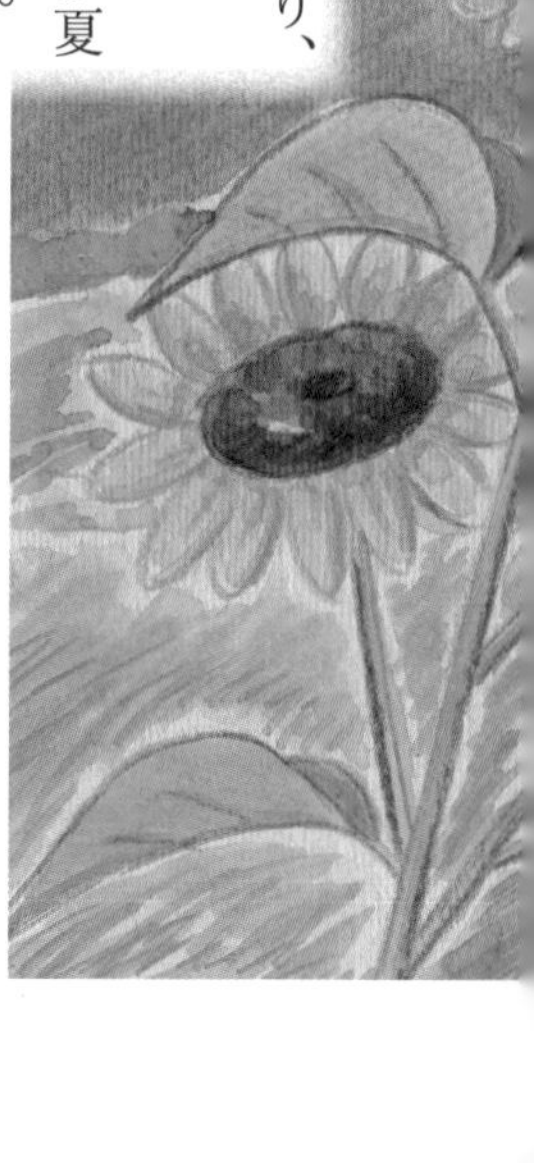

夏の養生

一 日照時間が長いので、早起きして午前中に活動を

二 水分、塩分をこまめにとり、脱水症状を防ぐ

三 夜間や室内でも熱中症になるので、暑さが厳しい日はエアコンを使う

四 気温の低い朝の時間帯に適度な運動を。汗をかくことで、体に熱がこもりにくくなる

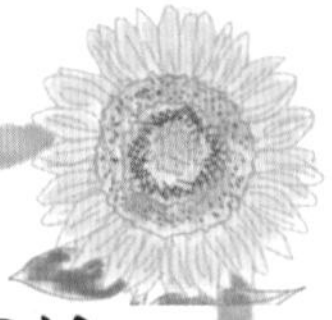

夏の薬膳

一 体を消耗させる暑熱を取り除く食材を

二 潤いを与える食材で、暑さ、発汗による渇きを止める

三 精神を安定させる食材を取り入れ、質の高い眠りを目指す

四 体を温め、渇きをもたらす激辛食材は控えめに（ただし、エアコンで冷えた体には有効）

夏の蒸し暑さには、「熱」と「湿」の両方の要素が含まれます。

湿気に弱いタイプの人は、梅雨の薬膳を参考に湿気対策を行ってください。ここではおもに、暑熱の「熱」に対応する薬膳についてお話しします。

暑熱の邪気《じゃき》が体を襲う夏は、まず熱中症に注意。熱を冷まし、潤いを与える食材を十分にとりましょう。

おすすめは、キュウリ、ニガウリ、トマトなどの夏野菜や、豆腐、こんにゃくなどです。牛乳、卵、乳製品、ゴマなども、潤いを与えて滋養する食材なので、暑さで消耗した体が喜びます。特に、卵、牛乳には精神を安定させる作用が。暑さで高ぶった「心《しん》」を落ち着かせるので、安眠対策に有効です。

また、穀類では小麦やアワなどの雑穀がおすすめ。うどん、そうめんなど小麦粉が原料の冷たい麺類は、夏向きの薬膳メニューといえるでしょう。

ただし、日本の夏は湿度も高く、消化機能が失調しやすい季節でもあります。冷たいビールやアイスクリームの食べ過ぎにはくれぐれもご注意を。冷房のきつい環境で仕事をする方は、食事も水分補給も温かいもので行い、冷え対策も同時に進めてください。

おすすめの食材

熱を取り除く食材

トマト、キュウリ、白菜、ニガウリ、モヤシ、セロリ、
ナス、豆腐、こんにゃく、アワ、バナナ、緑茶、
小麦（パスタや麺《めん》類も OK）

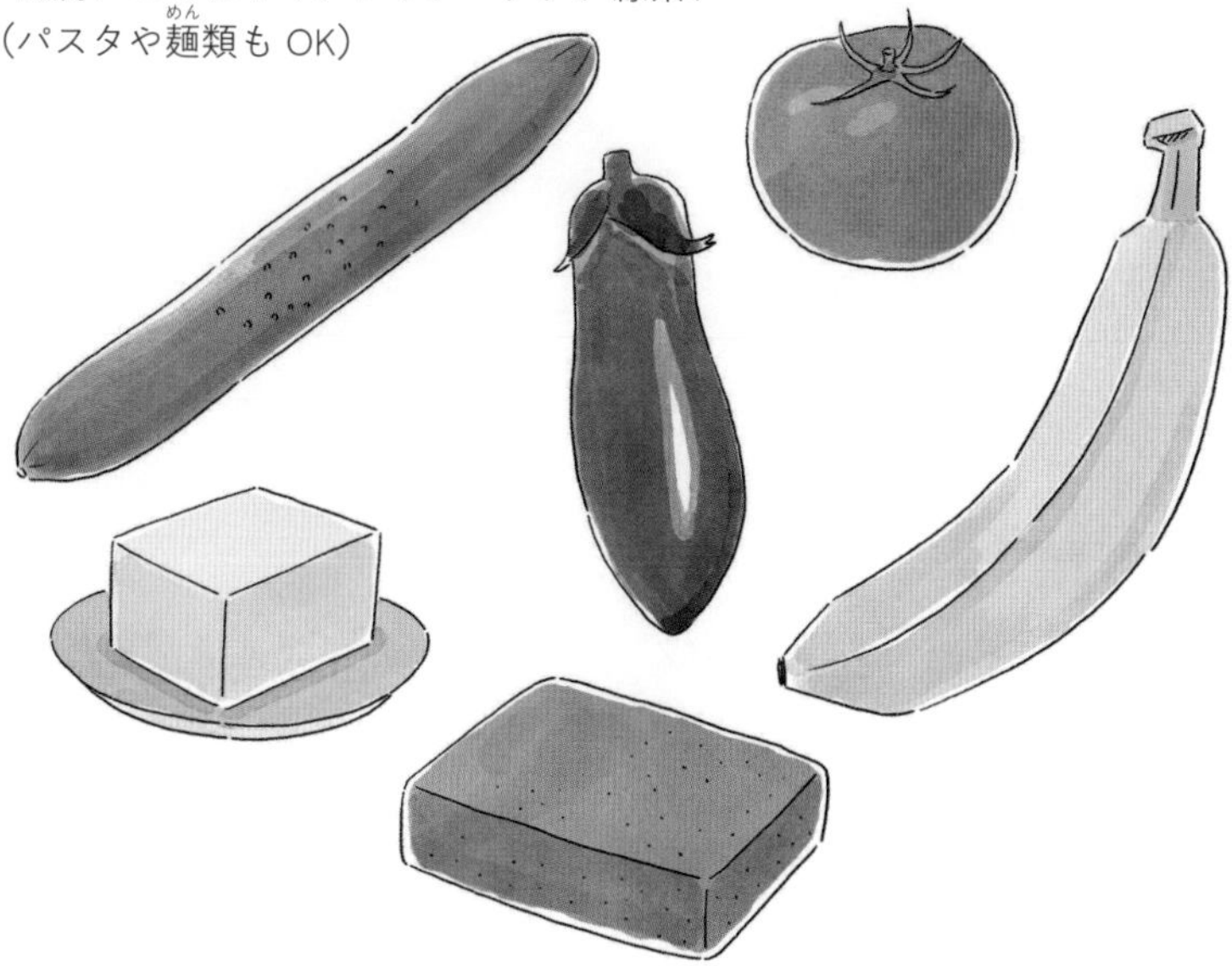

潤いを与え、渇きを癒す食材

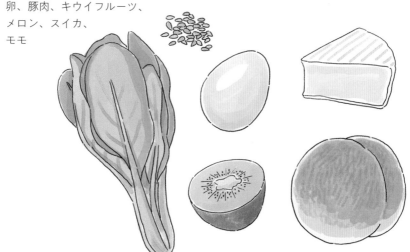

コマツナ、アスパラガス、ゴマ、牛乳、チーズ、
卵、豚肉、キウイフルーツ、
メロン、スイカ、
モモ

作り置き

食欲のない日のご飯の友

ナスとキュウリの「だし」

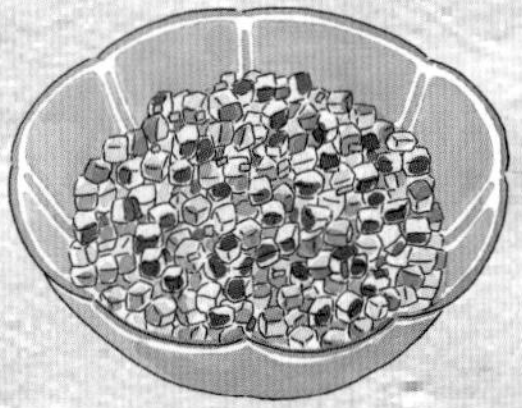

【材料】（作りやすい分量）
- ・キュウリ　1本
- ・ショウガ　1/2片
- ・大葉　4枚
- ・醤油　大さじ3
- ・砂糖　小さじ1
- ・ナス　1本
- ・ミョウガ　1個
- ・とろろ昆布　少々
- ・みりん　小さじ2

【作り方】

❶キュウリ、ナスは5㎜の角切りに、ショウガ、ミョウガ、大葉は粗いみじん切りにする。とろろ昆布は、2㎝長さに切りほぐしておく。ナスは水に2〜3分さらし、水気をきる。

❷醤油、みりん、砂糖は合わせて混ぜておく。

❸ボウルに❶を入れ、❷から小さじ1をとって加えて混ぜ合わせる。水が出てきたら捨てる。

❹❸を保存容器に入れ、残りの❷を注ぎ入れて1時間以上寝かせる。冷蔵で2〜3日保存可能。

副菜　時短

気血を補うタコで疲れと不眠を撃退

タコのマリネサラダ

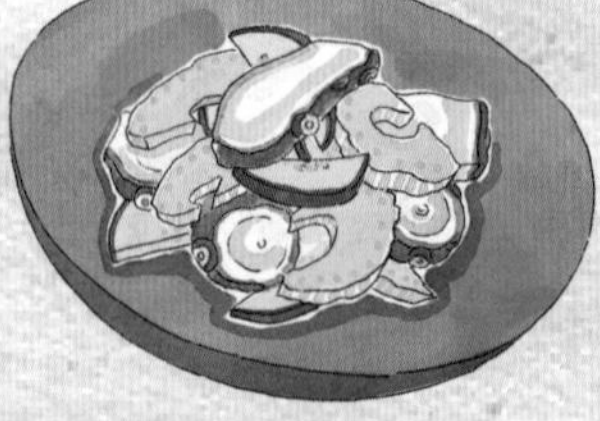

【材料】（2人分）
- ・ゆでダコ　150g
- ・セロリ　1/2本
- ・キュウリ　1本
- ・塩　小さじ1/2
- ・コショウ　少々
- ・レモン汁　小さじ1
- ・オリーブ油　大さじ1

【作り方】

❶ゆでダコは薄切りにする。セロリはスジをとって斜め薄切りに、キュウリは縦半分に切り斜め薄切りにし、氷水につけてパリッとさせる。

❷ボウルに❶を入れ、塩、コショウ、レモン汁を加えて混ぜ、さらにオリーブ油を加えて混ぜる。

深部の熱を冷ます常備菜

ゴーヤとキクラゲのナムル

作り置き

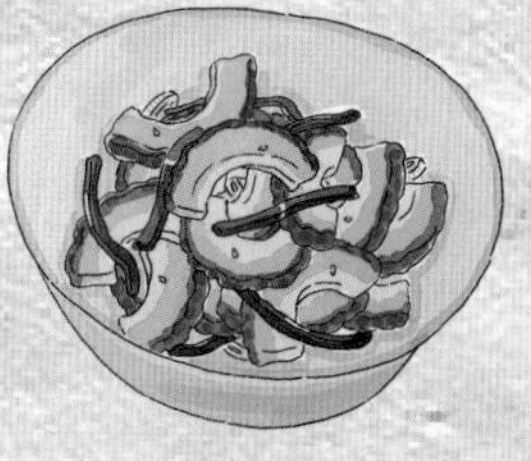

【材料】（２人分）
・ゴーヤ　1/2本
・キクラゲ（乾燥）　10g
〈A〉
・長ネギ（みじん切り）　20g
・ゴマ油　小さじ2
・炒りゴマ　小さじ1/2
・塩　小さじ1/4

【作り方】
❶ゴーヤは縦半分に切り、種とワタをとって薄切りにする。キクラゲは水で戻し、石づきをとって千切りにする。
❷ボウルに〈A〉の材料を混ぜ合わせる。
❸鍋に水を入れて沸騰させ、塩ひとつまみ（分量外）を入れてゴーヤをサッとゆでる。冷水にとり冷ます。
❹❷のボウルにゴーヤとキクラゲを入れ、手でもむように和える。

体の熱を冷ます夏野菜

ナスの紫、トマトの赤など、野菜の鮮やかな色は抗酸化成分を含むポリフェノールの色。日差しの強い夏の野菜は、紫外線ダメージから身を守るために抗酸化成分を豊富に含みます。

薬膳では、夏野菜の多くは体の熱を冷ます作用をもつとされます。特に、血熱を冷ますナスはシミ予防に、みずみずしいキュウリは肌のほてりを鎮めて潤いを与える美容食材。夏場の美肌と暑さ対策にたっぷり食べたいですね。

主菜

豚肉パワーで夏バテ予防！

ズッキーニの肉詰め

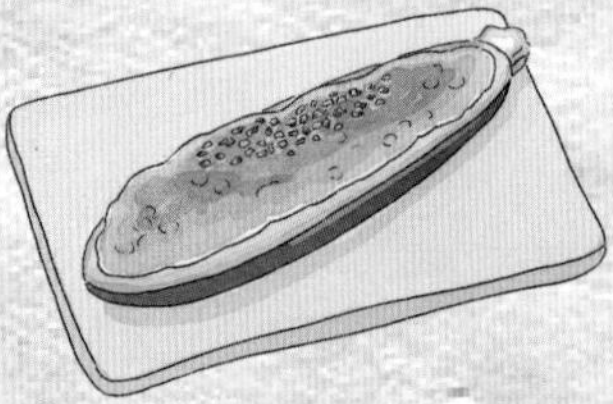

【材料】（２人分）
・ズッキーニ（小さめ）　１本
・豚ひき肉　100g
・ナツメグ　少々
・オリーブ油　大さじ１
・パン粉　適量
・タマネギ　1/4個
・塩・コショウ　少々
・小麦粉　小さじ１～２
・粉チーズ　適量

【作り方】
❶ズッキーニは縦半分に切り、スプーンで中身をくり抜く。
❷タマネギ、くり抜いたズッキーニの中身をみじん切りにする。
❸フライパンにオリーブオイル小さじ１を入れて火にかけ、❷を炒める。しんなりしたら取り出して冷ます。
❹ボウルに豚肉、❸、塩・コショウ、ナツメグを入れ、粘りがでるまで手でよく混ぜる。
❺くり抜いたズッキーニの器の内側に小麦粉をまぶし、2等分した❹を詰める。上に粉チーズ、パン粉、残りのオリーブオイルをかける。
❻耐熱皿（またはアルミホイル）に❺をのせ、200℃に余熱したオーブンで約20分焼く。

作り置き

ジューシーな甘酸っぱさで潤いUP

ミニトマトのはちみつ漬け

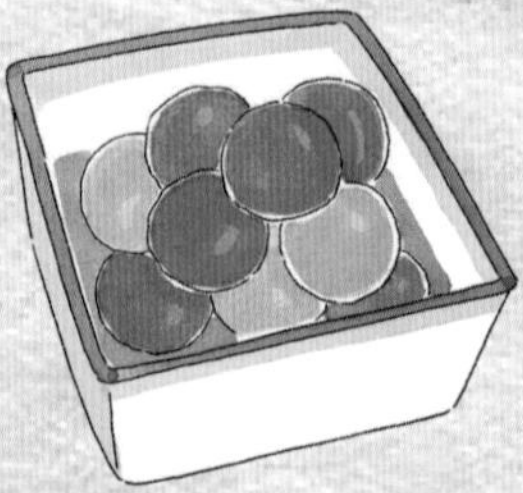

【材料】（作りやすい分量）
・ミニトマト　１パック
・はちみつ　大さじ３
・レモン汁　大さじ１
・塩　ひとつまみ

【作り方】
❶ミニトマトは切込みを入れてから熱湯にくぐらせ、冷水にとって皮をむく。
❷保存容器に❶を入れ、はちみつ、レモン汁、塩を加える。一晩寝かせれば出来上がり。

夏の疲れと渇きを癒す

モモとチーズのカクテル

スイーツ

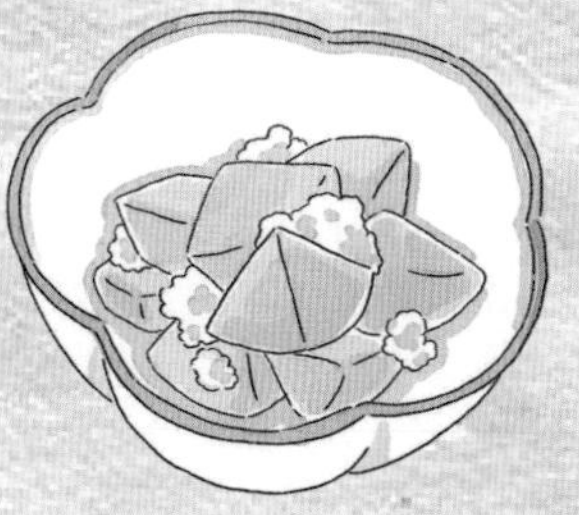

【材料】（２人分）
・モモ　1個
・カッテージチーズ　大さじ２
・レモン汁　小さじ１
・オリゴ糖シロップ　適量

【作り方】
❶モモは皮をむき、種を除いて食べやすい大きさに切る。
❷ボウルに❶、レモン汁、カッテージチーズを入れて混ぜる。
❸器に❷を盛り、好みでオリゴ糖シロップをかける（ない場合はメイプルシロップでも）。

熱をとる麦を混ぜて夏向きに

もち麦と枝豆のご飯

ご飯物

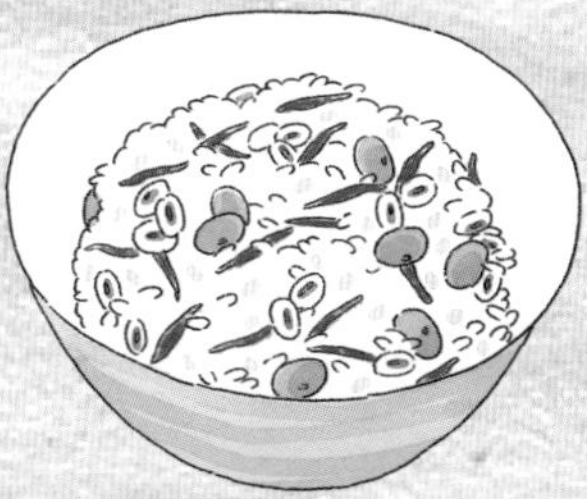

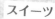

【材料】（２人分）
・米　1.5合
・もち麦　1/2合
・ゆでた枝豆　100g
・芽ひじき（乾燥）　5g
・みりん　大さじ１
・薄口醤油　大さじ２

【作り方】
❶米を研ぎ、ざるに上げる。芽ひじきは水で戻す。
❷❶ともち麦、みりん、薄口醤油を炊飯器に入れ、通常量の水を加えて炊く。
❸炊き上がったらゆでた枝豆を入れて混ぜ込む。

手軽にチャチャッと「気」「血」を補う

ジャガイモのアンチョビ炒め

副菜

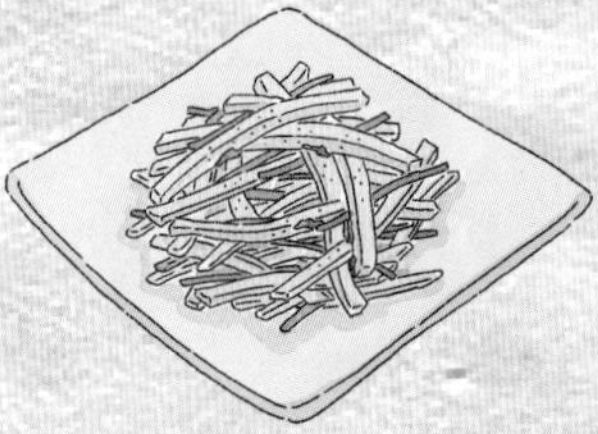

【材料】（２人分）

・ジャガイモ（メークイン）　1個
・ニンジン　1/2本
・アンチョビ　2枚
・ニンニク　1片
・オリーブ油　大さじ1
・塩・コショウ　少々

【作り方】

❶ジャガイモは皮をむいて千切りに、ニンジンは5cm長さの千切りにする。ニンニクは包丁でたたく。
❷フライパンにオリーブ油、ニンニクを入れ、香りがたったらアンチョビを入れて木べらでほぐす。
❸❷にジャガイモを入れて炒め、しんなりしたらニンジンを加えてさらに炒める。塩・コショウで味を調える。

酸味の収斂《しゅうれん》作用で消耗を防ぐ

豚しゃぶの梅だれ

主菜

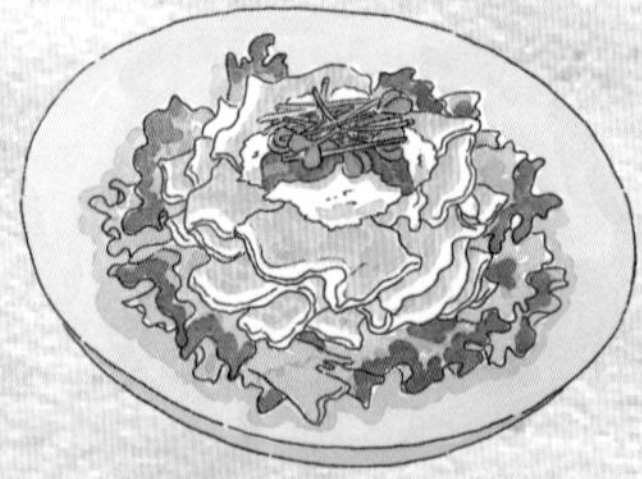

【材料】（２人分）

・豚肩ロース肉（しゃぶしゃぶ用）　180g
・サニーレタス　3枚
・ダイコン　150g
・ワカメ（乾燥）　5g
・貝割れ　1/2パック

〈Ａ〉
・酢　大さじ1
・砂糖　小さじ1
・梅干し　1個（種をとりたたく）
・醤油　大さじ1と1/2

【作り方】

❶サニーレタスは食べやすい大きさに切る。ワカメは水で戻し、食べやすい大きさに切る。ダイコンは皮をむいておろす。貝割れは3cm長さに切る。
❷〈A〉の材料をボウルに入れ、よく混ぜておく。
❸熱湯を沸かし、豚肉を1枚ずつ広げながら入れて火を通す。サッと氷水にくぐらせ水を切ったら、❷のボウルに入れて混ぜる。
❹皿にサニーレタス、ワカメ、豚肉、ダイコンおろし、貝割れを順にのせ、ボウルに残ったタレをかける。

一品で栄養満点！ 夏の滋養食

ツナとくずし豆腐の冷や汁

ご飯物

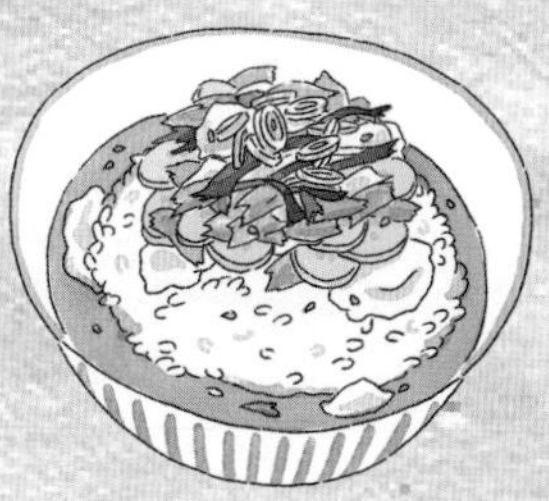

【材料】（２人分）

・温かいご飯　2膳
・ツナ缶（オイル漬け）　１缶
・大葉　5枚
・キュウリ　1/2本
・豆腐　1/4丁
・長ネギ　1/4本

〈Ａ〉
・練り白ゴマ　大さじ２
・みそ　大さじ１と1/2
・醤油　少々
・炒りゴマ　大さじ２
・だし汁　200ml

【作り方】

❶キュウリはヘタをとって小口切りにし、塩（分量外）をふって塩もみし、水気をしぼる。大葉は千切り、長ネギは小口切りにする。豆腐はキッチンペーパーにくるんで電子レンジで2分加熱し、水をきる。
❷〈A〉の練り白ゴマ、炒りゴマ、みそをボウルに入れてよく混ぜる。だし汁を少しずつ加えてのばし、醤油でやや濃いめの味に調える。
❸❷にツナとキュウリを加え、豆腐も崩しながら加えて混ぜ合わせておく。
❹温かいご飯に❸をかけ、大葉と長ネギをのせる。

食欲のない夏には豆腐を

良質な植物性タンパク質を含む豆腐。薬膳では、体を冷やす性質があるとされているので、暑さで食欲のない夏にいい食材です。

水分をたっぷり含むので、消化器の熱をとって腸の乾燥を予防。毎日食べれば夏場の便秘対策にもなります。胃の熱を取り除くはたらきは、過食に走りやすい人にも、逆に夏場に食欲が減退する人にもおすすめ。生のままで、また、煮物や汁物に入れて、大いに活用してください。

夏の基本のタレ

塩麹《こうじ》ハニーレモン

潤いを生み出す「酸味＋甘味」に、塩のミネラル、麹の発酵の組み合わせ。料理の下味やドレッシング、フルーツの色止めにも大活躍！

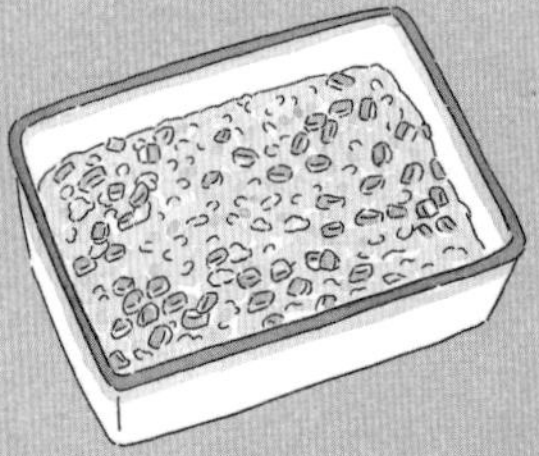

【材料】（作りやすい分量）
- ・レモン（国産）　2個
- ・米麹　100g
- ・塩　35g
- ・はちみつ　大さじ2
- ・ぬるま湯　100～200cc

【作り方】

❶レモンはよく洗い、種を除いて細かく切る。

❷保存容器に米麹と塩を入れ、麹をほぐしながら混ぜる。

❸レモン、はちみつを加えて混ぜ、ぬるま湯を加えて混ぜたら、清潔なふきんなどをかけて常温におく。

❹ときどきかきまぜ、表面が乾いたら水を足す。1週間程度おき、麹がやわらかくなったらフタをして、冷蔵庫に移す。1カ月程度保存可能。

アレンジレシピ1

ソルティフルーツスムージー

ドリンク

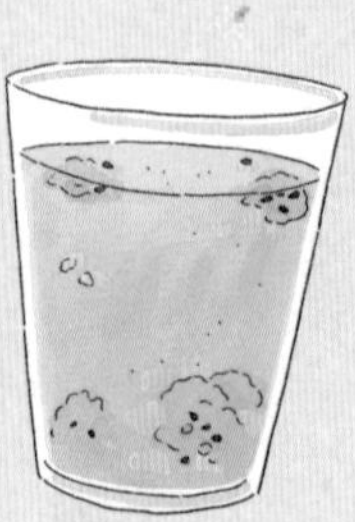

【材料】（1人分）
- ・キウイフルーツ（モモやパイナップルでも）　適量
- ・塩麹ハニーレモン　小さじ1
- ・水　150ml
- ・はちみつ（お好みで）

【作り方】

❶キウイフルーツは皮をむき、ざく切りにする。

❷すべての材料をミキサーにかける。

アレンジレシピ2

白瓜《しろうり》のさっぱり漬け

副菜

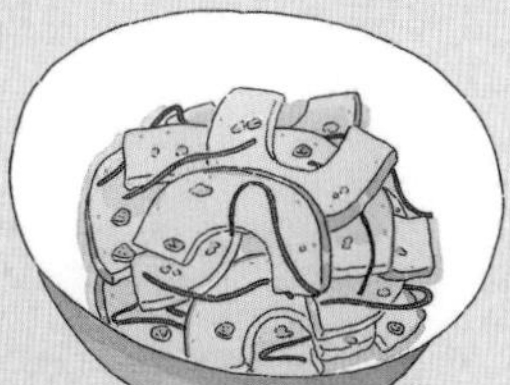

【材料】（2人分）
- 白瓜　1/2本
- 糸昆布　少々
- 鷹の爪　1本
- 塩麹ハニーレモン　小さじ1

【作り方】

❶白瓜はヘタを落とし、縦半分に切って薄切りにする。

❷保存袋に❶、糸昆布、鷹の爪、塩麹ハニーレモンを入れて軽くもみながらなじませ、空気を抜いて口を閉じ、冷蔵庫で半日おく。

❸水気を絞って器に盛る。

アレンジレシピ3

白身魚のレモン蒸し

主菜

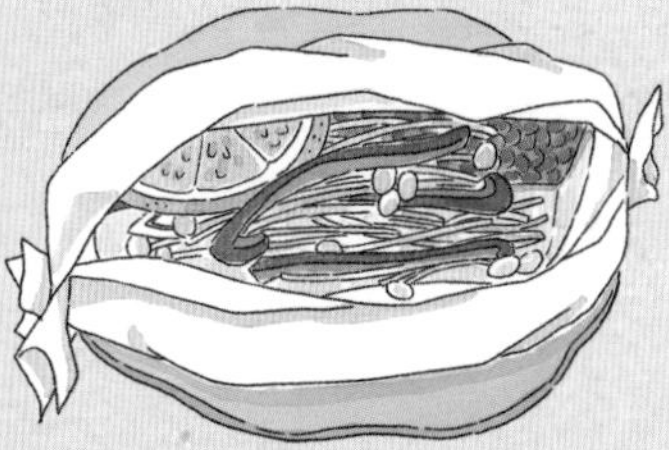

【材料】（2人分）
- タラ（切り身）　2切れ
- えのき茸　1/2パック
- 長ネギ　1/4本
- 赤ピーマン　1/2個
- 塩　小さじ1
- 塩麹ハニーレモン　小さじ2
- バター　20g
- スライスレモン　2枚

【作り方】

❶タラは両面に塩をふり、ラップをかけて20分冷蔵庫に入れる。とりだしたらキッチンペーパーで水気をしっかりふき取り、両面に塩麹ハニーレモンを塗る。

❷えのき茸は根元を切り、3等分してほぐしておく。長ネギは半分に切って斜め薄切り、赤ピーマンはヘタをとって千切りにする。以上を合わせておく。

❸クッキングペーパーを大き目に切り、真ん中にタラ、レモンスライスをのせ、その上に❷とバターをのせる。タラをくるむように紙の端を合わせて折りたたみ、両サイドも折り込む。

❹180℃に余熱したオーブンで、10～15分焼く。

秋

実り、収穫の秋は、万物が成長を収束させるとき。
自然界には陰気が増してきて、冬の準備に入ります。
前半と後半で気温差が激しいのが特徴。
「燥」の季節で、五臓の「肺《はい》」の不調が現れやすくなります。

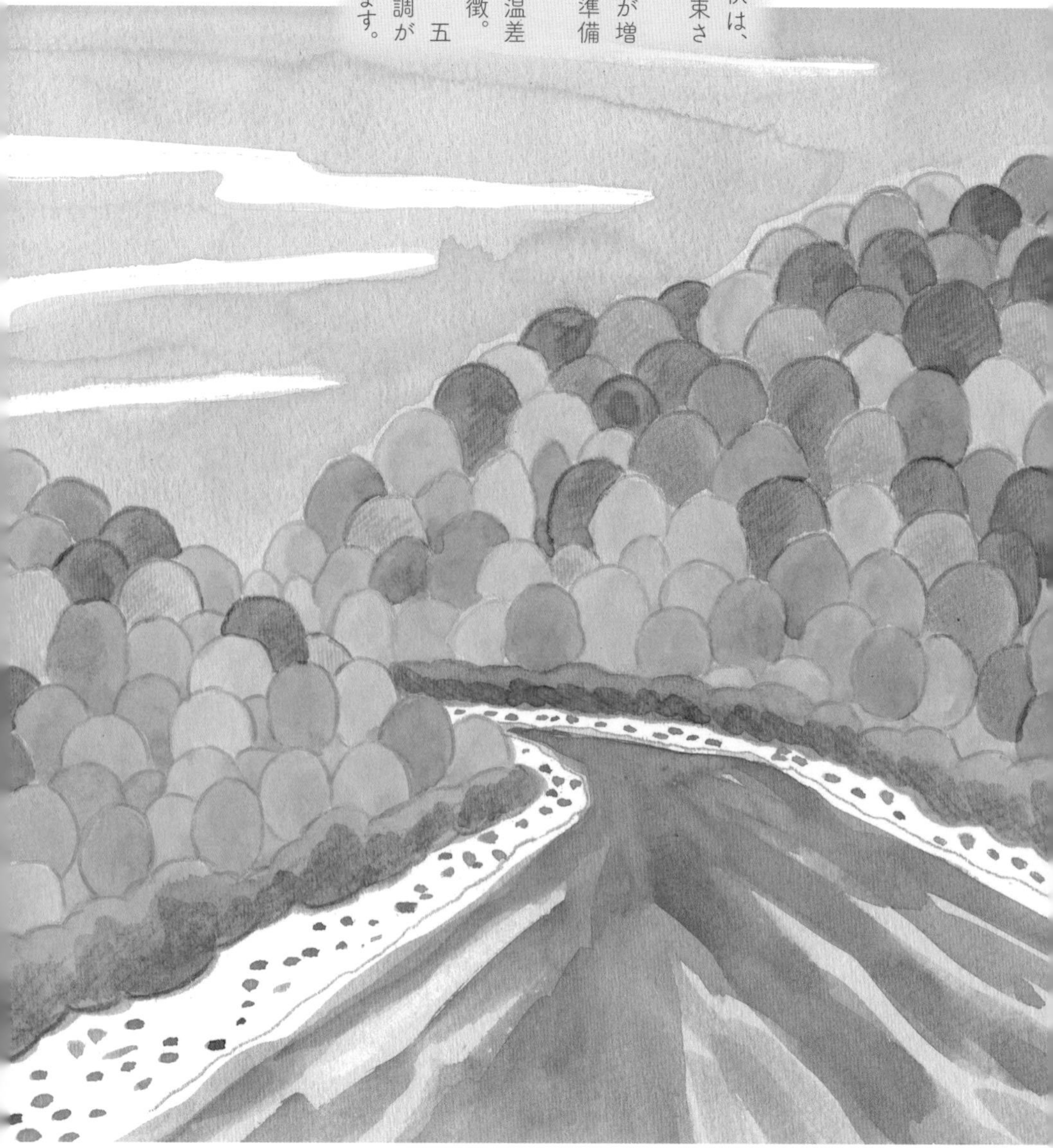

秋ってどんな季節？

生命活動が緩やかに

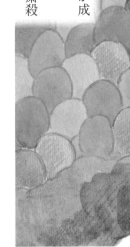

秋は「容平《ようへい》」。繁茂した植物が成長を収めて実を結び、様子が安定します。

「粛殺《しゅくさつ》の気」が満ちる

自然界では草木を枯らす「粛殺の気」が満ちてきます。

人は物悲しい気分に

活動的で外向きだった夏の気分が切りかわり、内向的でセンチメンタルな気分に。

爽やかで運動に最適

爽やかで運動に最適な気候ですが、頑張りすぎると気血《きけつ》を消耗するので注意が必要です。

五臓の「肺《はい》」が弱くなる

秋は、呼吸器をつかさどり、防衛機能を担う五臓の「肺」を傷めやすい季節。早寝早起きで生活リズムを整え、「肺」を健やかに保ちましょう。

残暑に始まり木枯らしに終わる秋。心身のバランスを崩すとかぜをひきやすくなるので、ゆったりと過ごしてください。「燥」の季節ですが、台風や長雨が多い年もありますから、必要に応じて湿気対策も取り入れましょう。

秋の養生

一 前半は暑さ、後半は寒さのケアを

二 乾燥の季節。肌の保湿ケアを徹底する

三 鶏のように、早寝早起きを心がける

四 物悲しくなるので自分の気持ちに寛大に

秋の薬膳

一 潤いを与える食材で体内の乾燥をケア

二 甘味と酸味の組み合わせで、不足しがちな潤い成分を補う（「酸甘化陰《さんかんかいん》」という）

三 消化を助ける食材や発酵食品で、腸内環境を良好に保つ

四 台風や秋雨《あきさめ》前線で雨が多い年は、梅雨と同様に湿気対策の薬膳をとり入れる

乾燥が進む秋。中医学では、秋の前半を「温燥《おんそう》」、後半を「涼燥《りょうそう》」といいます。

前半と後半では気温の差が大きいので、温燥の期間は熱を冷ます性質の食材、涼燥の期間は温める食材を選んでください。

秋の自然界の特徴は「燥」。体内も潤いが失われます。ドライアイ、肌荒れ、腸の乾燥による便秘など乾燥を伴う症状が現れ出すのが秋の特徴です。

また、秋に弱りやすい五臓の「肺《はい》」は、呼吸器や大腸と関わりがあります。これらは、外敵から体を守るディフェンス役。どちらも乾燥に弱いので、潤い対策と腸内環境の改善を心がけましょう。

秋の薬膳で最も重要なのは、潤いを与える食材。牛乳、チーズなどの乳製品、ゴマや、松の実などのナッツ類、肉なら豚肉がおすすめです。

また、牡蠣《かき》やホタテなどの貝類も潤いを補い、乾燥からくるほてりやのぼせを防ぐ食材です。

みそ、チーズ、甘酒、漬け物などの発酵食品も積極的にとり入れることで、腸内環境を改善し、体の防衛機能を健やかに保ちましょう。

おすすめの食材

潤いを与える食材

ゴマ、松の実、牛乳、チーズ、卵、豚肉、鴨肉、ホタテ貝、牡蠣、アスパラガス、コマツナ

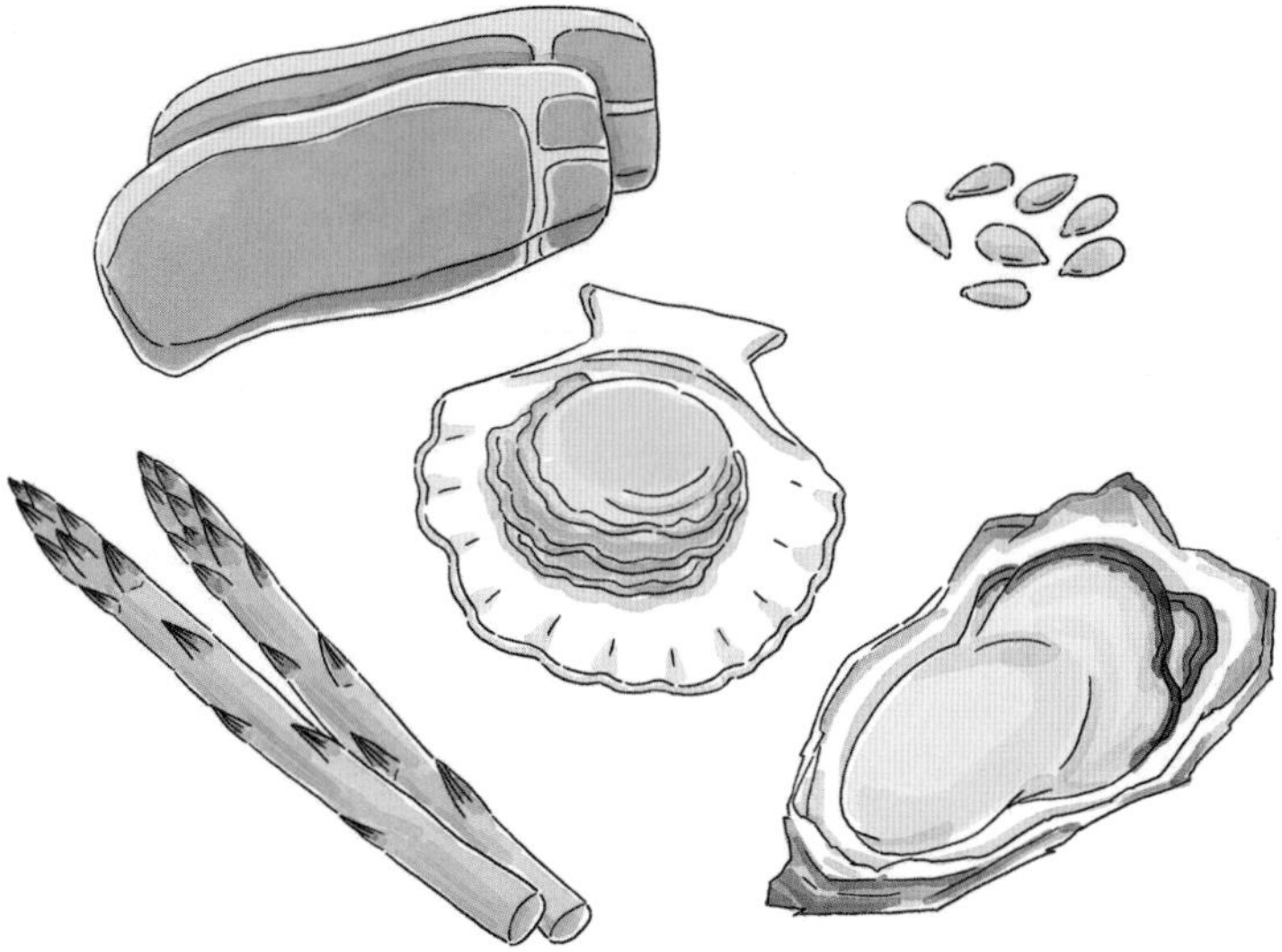

呼吸器の乾燥を防ぐ食材

梨、豆乳、杏仁《きょうにん》、柿、レンコン、山イモ、ビワ

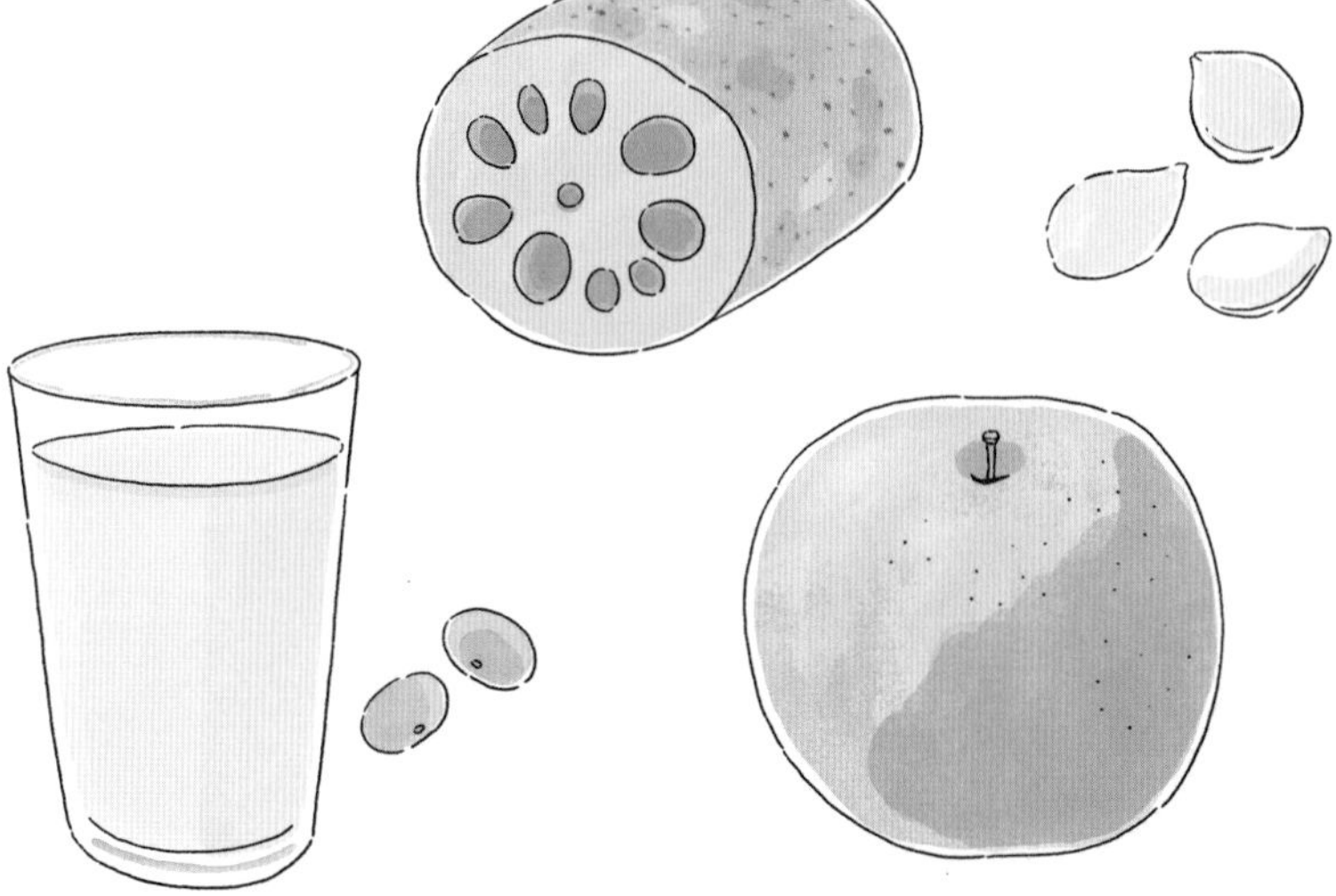

副菜　作り置き

「血」を補う３食材で作る定番サラダ

ニンジンとピーナッツのラペ

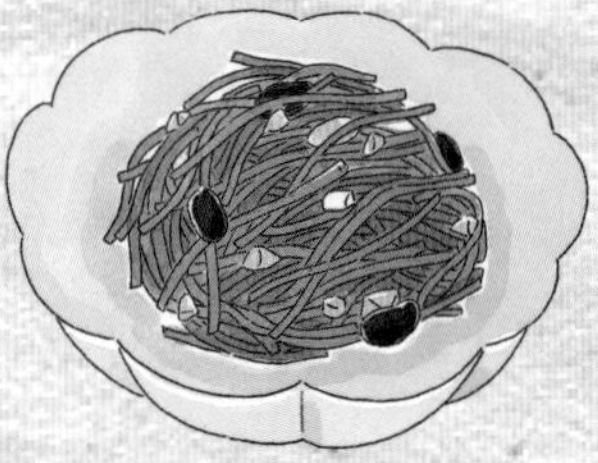

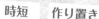

【材料】（２人分）
- ニンジン　１本
- 干しブドウ　20g
- ローストピーナッツ　20g
- 塩　少々

〈A〉
- 塩　小さじ1/2
- オリーブ油　大さじ２
- 粒マスタード　小さじ２強
- 酢　大さじ２
- コショウ　少々

【作り方】

❶ニンジンは千切りにし、塩少々を加えて30分ほどおく。しんなりしたら水気をよくしぼる。

❷〈A〉の材料をボウルに入れて混ぜ合わせておく。

❸❶、干しブドウ、ピーナッツをボウルに入れ、❷をかけて和える。保存容器に入れ、冷蔵庫で１時間以上寝かせて味をなじませる。冷蔵庫で３日間保存可能。

時短　作り置き

レンコン＆ゴマで肌も体も乾燥予防

レンコンのきんぴら

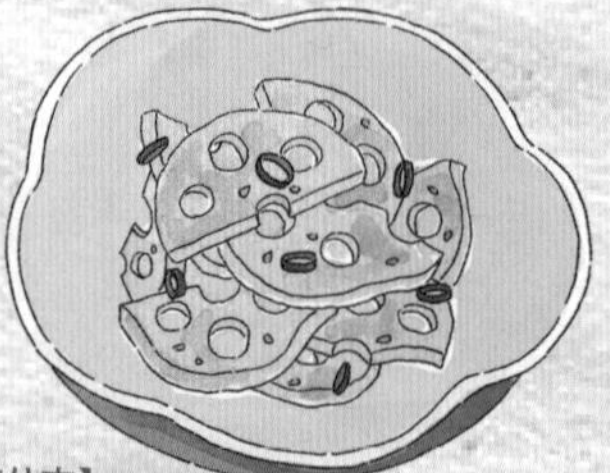

【材料】（２人分）
- レンコン　200g
- ゴマ油　大さじ１
- 砂糖　小さじ１と1/2
- 酒　小さじ１と1/2
- 醤油　小さじ２
- 鷹の爪　１本
- 白炒りゴマ　大さじ１

【作り方】

❶レンコンは皮をむき、5㎜厚さの半月切りにする。薄い酢水（分量外）に１～２分つけ、ざるに上げて水気を切っておく。鷹の爪は、ヘタをとって種を出し、輪切りにする。

❷フライパンにゴマ油と鷹の爪を入れて火にかけ、レンコンを並べる。片面にこんがり焦げ目がついたら裏返して同様に焼く。

❸砂糖、酒を加えてよくからませ、鍋肌から醤油を回しかける。火をとめ、指でひねりながら炒りゴマを加え、全体にからませる。

豚のコラーゲンで内側からしっとり！

スペアリブとプルーンの煮込み

主菜

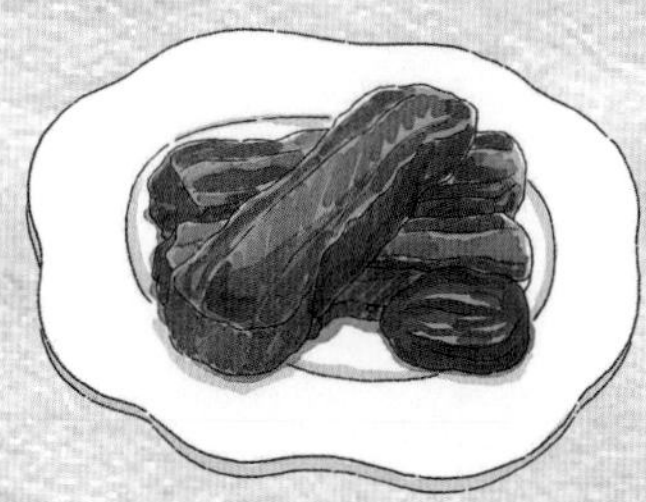

【材料】（２人分）
- スペアリブ　6本
- プルーン（乾燥）　2粒
- タマネギ　1個
- ニンニク　1片
- 塩・コショウ　少々
- サラダ油　小さじ２ s
- 醤油　大さじ2と1/2
- 白ワイン　大さじ2と1/2
- はちみつ　大さじ2

【作り方】

❶ニンニク、タマネギは皮をむいてすりおろす。スペアリブは塩・コショウをふっておく。

❷圧力鍋に油を入れ、スペアリブを全面焼きつける。油が出たらキッチンペーパーでふき取る。

❸❷に❶、プルーン、醤油、白ワイン、はちみつ、水180mlを入れ、フタをして強火にかける。圧力がかかったら弱火にして20分加熱。圧力が下がれば出来上がり。

ナッツの選び方

体にいい油（不飽和脂肪酸）を含むナッツ類は、食物繊維が豊富。血糖値の上昇を防ぐことから、健康食材として人気です。適度な油が腸にはたらくことから、薬膳では、便秘対策に勧めます。

クルミは老化防止、松の実やゴマは潤いアップ、ピーナッツは「血《けつ》」の補給と、種類によって機能は微妙に異なりますが、乾燥対策にはどれも有効。肌のかさつきが気になりだしたら、日々の食事にとり入れましょう。

主菜

秋の献立には卵の滋養を

豚肉、卵、キクラゲの炒め

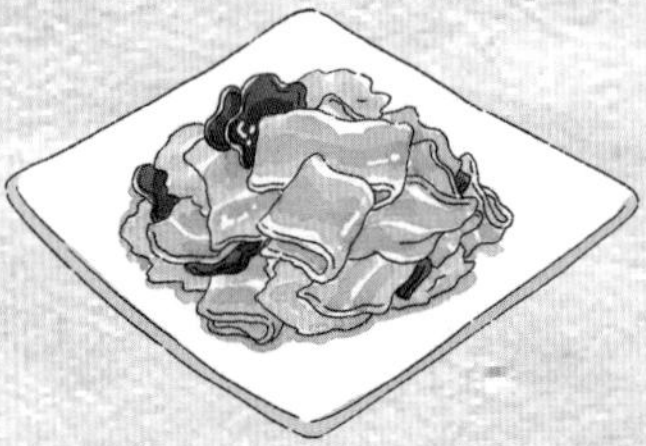

【材料】（２人分）
- 豚薄切り肉　150g
- キクラゲ　6g
- ショウガ　1/2片
- 酒　小さじ1
- 醤油　小さじ1
- ゴマ油　小さじ1/2
- 塩・酒・片栗粉　各少々
- 長ネギ　1/2本
- 卵　2個
- 砂糖　小さじ1/2
- サラダ油　小さじ2

【作り方】

❶豚肉は食べやすい大きさに切り、塩、酒、片栗粉をもみこんでおく。キクラゲは水で戻し石づきをとり、食べやすい大きさに切る。長ネギ、ショウガはみじん切りにする。

❷フライパンにサラダ油の半量を入れて強火にかけ、割りほぐした卵を入れる。周りから箸で返してふんわり焼き、とり出す。

❸残りのサラダ油を入れて火にかけ、長ネギ、ショウガを入れて香りが立ったら豚肉を炒める。全体に火が通ったら、キクラゲ、酒、砂糖、醤油を加えて炒める。

❹卵を加えてひと混ぜしたら、火を止め、ゴマ油を加えてからめる。

小麦粉ゼロのホワイトソースで

山イモとソーセージのグラタン

主菜

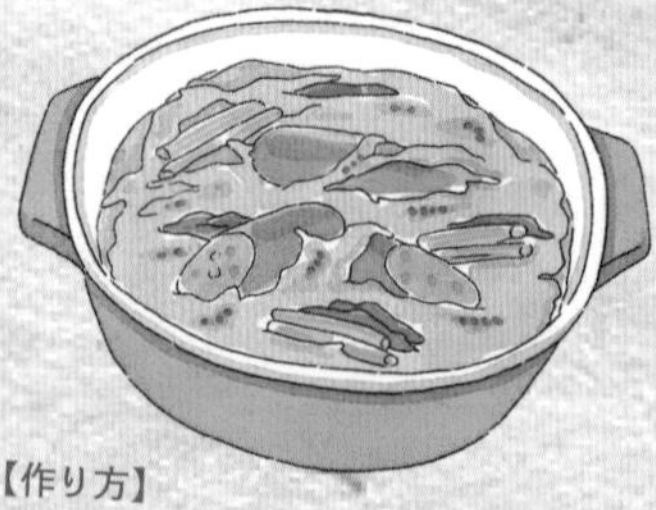

【材料】（２人分）
- 山イモ　30～50g
- 牛乳　200cc
- ソーセージ　100g
- ホウレン草　1/2把
- バター　10g
- 塩・コショウ　少々
- とろけるチーズ　適量

【作り方】

❶ホワイトソースを作る。山イモの皮をむき、すりおろす。鍋に牛乳を入れて火にかけ、温まったら山イモを入れ、木べらで混ぜながら煮る。とろみがついたら塩で味を調える。

❷ソーセージは2㎝長さに切り、ホウレン草は根元を切って3㎝長さに切る。

❸フライパンにバターを入れて火にかけ、ソーセージ、ホウレン草を炒め、塩・コショウで味を調える。

❹グラタン皿に❸を入れて❶をかけ、チーズをたっぷりのせてオーブンで焼く。

呼吸器を潤し安眠に導く百合根

百合根バター

副菜　時短

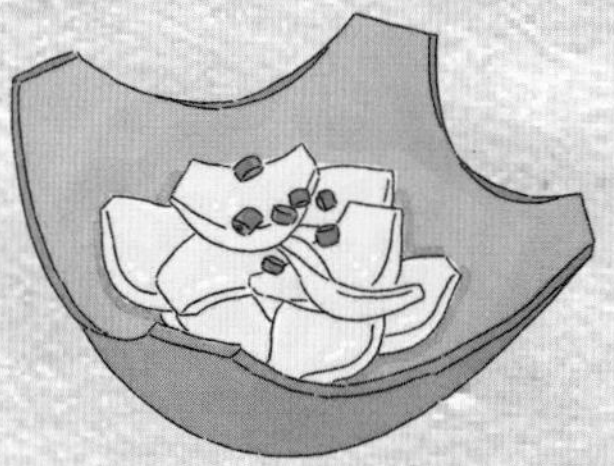

【材料】（2人分）
・百合根　1個
・バター　10 g
・白ワイン　大さじ2
・塩　少々
・万能ネギ　2本

【作り方】
❶百合根は1枚ずつはがして水で洗い、汚れを落とす。
❷フライパンにバターを入れて火にかけ、百合根を入れる。弱火で焦がさないように炒める。
❸百合根が透き通ったら、塩、白ワインを加え、フタをして水分がなくなるまで蒸し焼きにする。
❹❸に小口切りにした万能ネギを散らす。

のどを潤し、空咳《からせき》を防ぐ洋風杏仁《あんにん》豆腐

アーモンドミルク豆腐

スイーツ

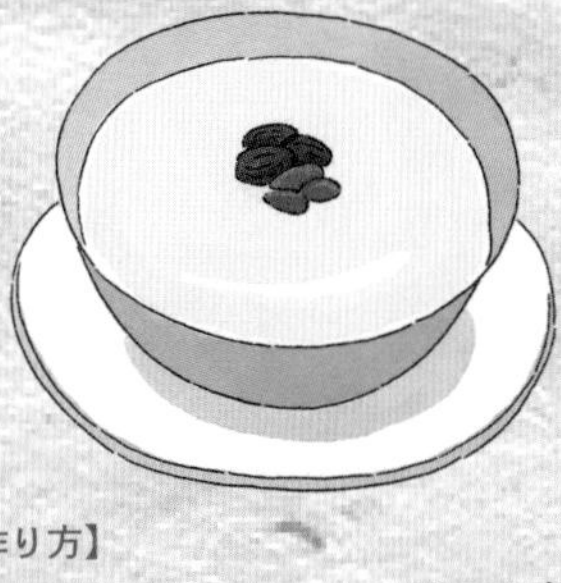

【材料】（作りやすい分量）
・アーモンドミルク（無糖）　300ml
・生クリーム　100ml
・砂糖　大さじ3
・粉ゼラチン　5g
・クコの実・干しブドウ　各20個程度
・ラム酒　大さじ1

【作り方】
❶粉ゼラチンは水大さじ1を加えてふやかしておく。クコの実と干しブドウはラム酒（または水）に浸してやわらかく戻す。
❷鍋にアーモンドミルク、生クリーム、砂糖を入れて火にかけ、温めながら砂糖を溶かす。沸騰する手前でゼラチンを加え、しっかり溶かす。
❸容器に❷を入れ、粗熱がとれたら冷蔵庫で冷やし固める。固まったらクコの実と干しブドウを飾る。

主菜

晩秋に食べたいピリ辛おかず

アスパラとイカの黒コショウ炒め

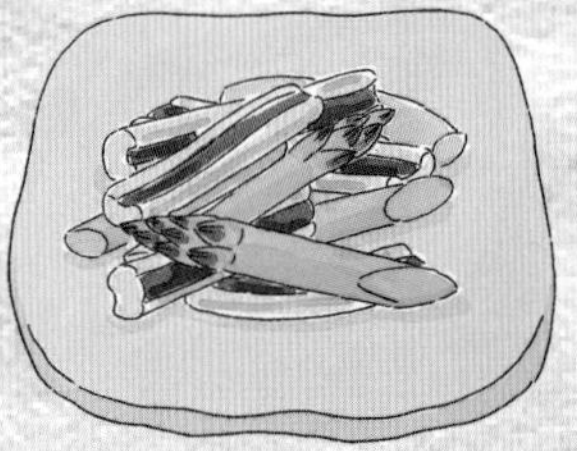

【材料】（２人分）
・グリーンアスパラガス　４本
・イカ（刺身用）150g
・ゴマ油　小さじ１
・塩　少々
・黒粒コショウ　適量

【作り方】

❶アスパラガスは根元を長めに切り落とし、ピーラー（皮むき器）でハカマをむいて5㎝長さに切る。イカは1㎝幅の細切りにする。
❷フライパンにゴマ油を入れて火にかけ、アスパラガスを入れ、ひとつまみ塩をふって炒める。
❸アスパラガスに火が通ったら、イカを加えサッと炒め合わせ、塩で味を調える。仕上げに黒粒コショウを加えて混ぜる。

W発酵食品で快腸に！

ヨーグルトみその漬け物

作り置き

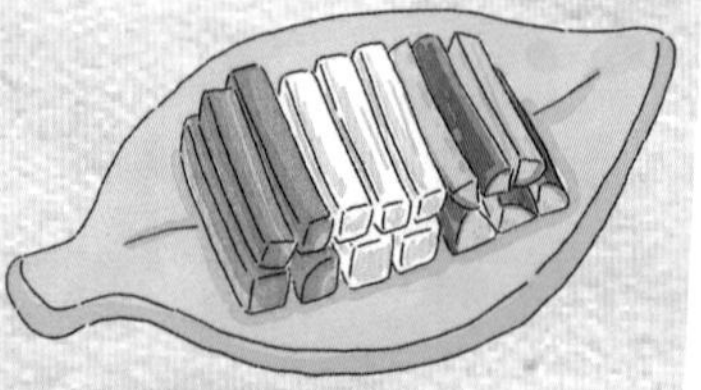

【材料】（２人分）
・ニンジン　1/2本
・キュウリ　1本
・ダイコン　100g
〈A〉
・ヨーグルト　100ml
・みそ　大さじ２と1/2
・塩　小さじ1/2

【作り方】

❶ダイコンは皮をむく。ニンジン、キュウリ、ダイコンは、5㎝長さの拍子木切りにする。
❷〈A〉の材料をボウルに入れ、よく混ぜる。
❸保存袋に❶と❷を入れて袋の外側からもむようになじませ、空気を抜いて口を閉じる。
❹冷蔵庫で一晩漬ける。冷蔵庫で２～３日保存可能。

食物繊維たっぷりの根菜でスッキリ腸活を

ゴボウカレー

一皿料理

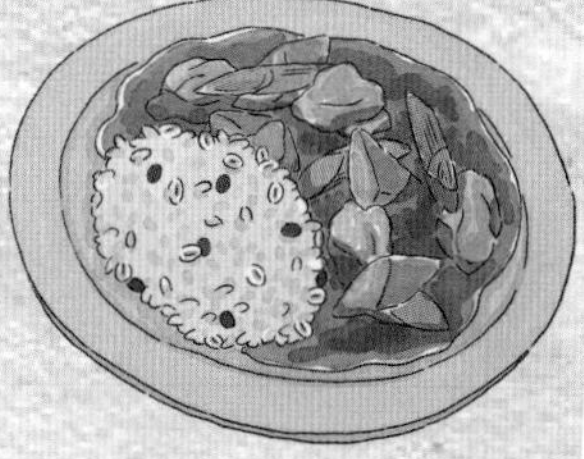

【材料】（2人分）

・鶏モモ肉　1/2枚
・ゴボウ　1/4本
・サラダ油　小さじ2
・ウスターソース　大さじ1/2
・塩・コショウ　少々
・タマネギ　1/2個
・ニンジン　1/3本
・白ワイン　大さじ1
・固形コンソメ　1個
・雑穀ご飯　2膳

〈A〉

・ヨーグルト　150ml
・おろしニンニク　小さじ1/2
・おろしショウガ　小さじ1/2
・カレー粉　大さじ1
・塩　少々

【作り方】

❶鶏肉は食べやすい大きさに切り、混ぜ合わせた〈A〉に1時間以上漬け込む。
❷タマネギはみじん切り、ゴボウ、ニンジンは乱切りにする。
❸フライパンにサラダ油を入れて火にかけ、タマネギを炒める。透き通ったらゴボウ、ニンジンを入れ、白ワインをかける。
❹❶の鶏肉を、漬け汁をぬぐい落として加え、肉が白っぽくなるまで炒める。
❺〈A〉の漬け汁、水900ml、ウスターソース、固形コンソメを入れ、弱火で20～30分煮る。
❻塩・コショウで味を調え、雑穀ご飯にかける。

潤いを補う乳製品

牛乳、チーズ、バター、ヨーグルトなどの乳製品は、薬膳では潤いを補う食材として分類されます。

五行説では秋の色は白なので、真っ白な乳製品は乾燥の秋にぴったり。特に、乾燥に弱い呼吸器や皮膚に働くのが特徴です。

最近人気の豆乳にも、肺を潤す、咳《せき》を鎮めるなど、牛乳に似た作用があります。ただし、潤す作用は牛乳のほうが優秀。湿度が低くなる秋・冬にはぜひとり入れてください。

秋の基本のタレ

豆腐ゴマだれ

白練りゴマとすりゴマをたっぷり使ったタレは、乾燥予防の頼れる助っ人。豆腐の水分でのばすと口当たりなめらかに。

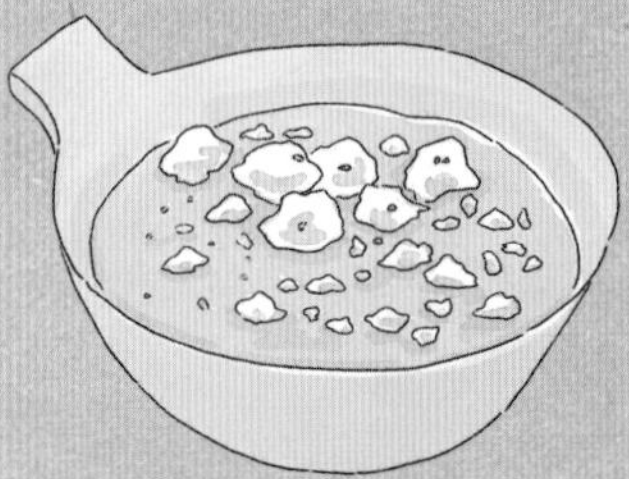

【材料】（作りやすい分量）
- 白練りゴマ　大さじ2
- 白すりゴマ　大さじ1
- 醤油　大さじ2
- 砂糖　大さじ1
- だし汁　100ml
- 絹ごし豆腐　1/4丁

【作り方】

❶ボウルに白練りゴマ、白すりゴマ、醤油、砂糖を入れて混ぜ、だし汁を加えてのばす。

❷豆腐を手で崩しながら加え、全体を混ぜる。冷蔵で2日、冷凍で2週間保存可能。

アレンジレシピ1

副菜

コマツナのゴマ和え

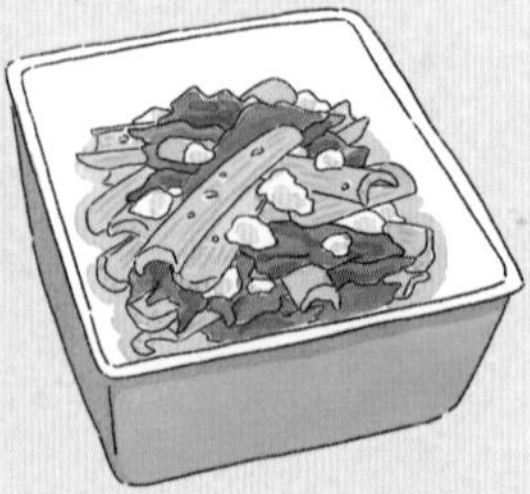

【材料】（2人分）
- コマツナ　1/2把
- 塩　少々
- 豆腐ゴマだれ　大さじ1と1/2

【作り方】

❶熱湯を沸かし、塩を入れ、コマツナをゆでる。水にとって絞り、根を切って3㎝長さに切る。

❷ボウルに❶と豆腐ゴマだれを入れ、サッと和える。

アレンジレシピ2

一皿料理

豚そぼろの坦々麺《たんたんめん》

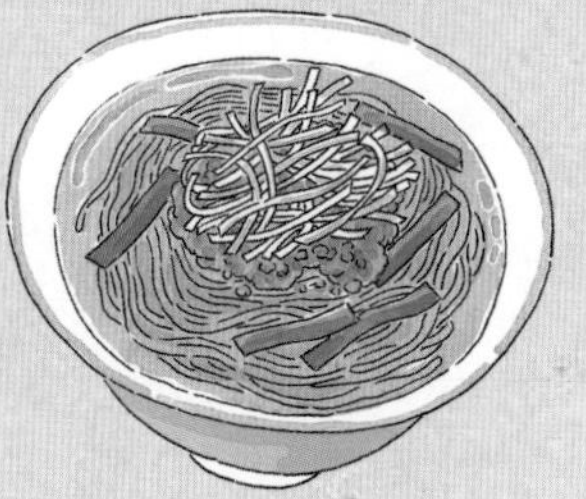

【材料】（２人分）

・中華麺　２玉
・豆板醤《とうばんじゃん》　大さじ２
・ニンニク　１片
・ニラ　２本
・ラー油　適量
・紹興酒《しょうこうしゅ》　大さじ１杯
・豆腐ゴマだれ　大さじ３
・豚ひき肉　120g
・みそ　大さじ１杯
・長ネギ　1/4本
・ゴマ油　小さじ２杯
・鶏ガラスープ　800ml
・塩、コショウ　少々

【作り方】

❶ニンニクはみじん切り、長ネギは5cm長さの白髪ネギに、ニラは１cm長さに切る。
❷フライパンにゴマ油とニンニクを入れて火にかけ、豆板醤、みそを加えて炒める。豚ひき肉を加え、ポロポロになるまで炒める。
❸中華麺をゆで、器に入れておく。
❹鍋に、鶏ガラスープ、紹興酒、豆腐ゴマだれを入れて火にかける。沸騰させずに温め、ニラを加えてサッと火を通す。
❺❸の麺を盛った器に、スープを注いでラー油を回しかけ、❷と白髪ネギをトッピングする。

アレンジレシピ3

副菜

ふんわりゴマ玉焼き

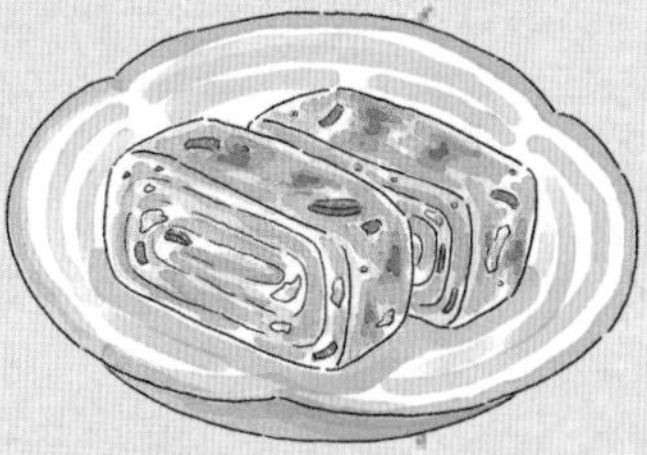

【材料】（２人分）

・卵　２個
・万能ネギ（小口切り）　大さじ１
・豆腐ゴマだれ　大さじ１
・サラダ油　大さじ１

【作り方】

❶卵を割りほぐし、万能ネギ、豆腐ゴマだれを加えてよく混ぜる。
❷卵焼き鍋に油を敷き、だし巻き卵の要領で焼く。

冬

動物が冬眠するように冬は活動を休めて、活力を蓄えるとき。暖をとり、気持ちを抑え、パワーが漏《も》れないように過ごすことが大切です。

「寒」の季節で五臓《ごぞう》の「腎《じん》」の働きが弱まりやすくなります。

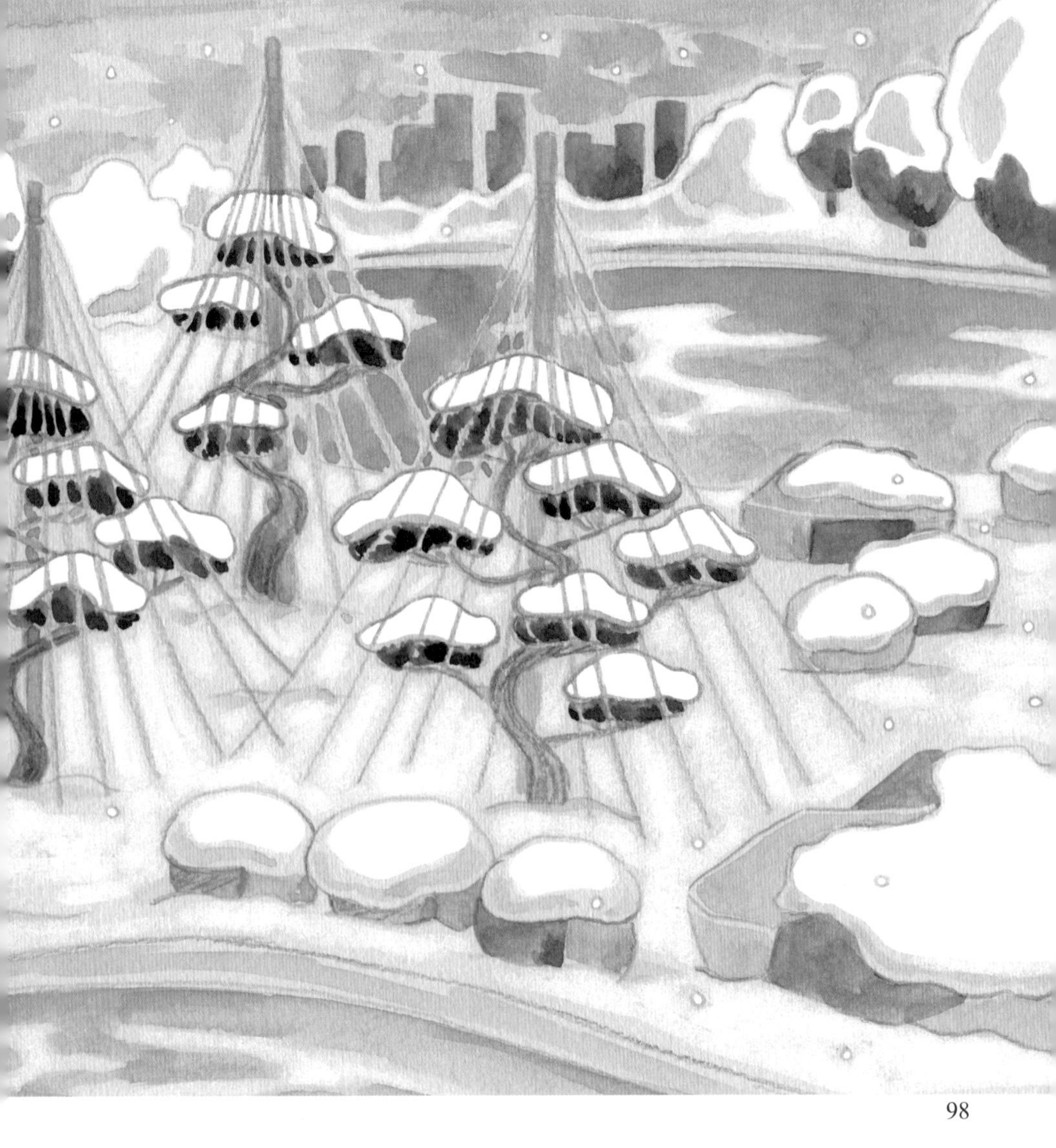

冬ってどんな季節？

生命活動が緩やかに　冬は「閉蔵《へいぞう》」。万物が扉を閉ざしてエネルギーを閉じ込め、春に備える季節です。

パワーも志も表出を控える　エネルギーを潜伏《せんぷく》させるように、気持ちも抑え、静かな精神状態を保ちます。

体を温め、毛穴を閉じる　寒さが厳しくなるので、暖をとり、汗をかくような激しい運動は控えめに。ただし、汗をかくほど暖房をきかせたりしないこと。

早寝遅起きでよい　昼間の時間が短いので、夜は早めに就寝し、朝は朝日が昇るのを待って遅く起きるのが正解。

首、背中を守る　風と寒の邪気《じゃき》（風寒《ふうかん》邪気）は、冬に流行するかぜの原因。これはうなじから侵入します。マフラーなどを使い、首の露出を控えましょう。

五臓の「腎《じん》」が損なわれる　冬は五臓の「腎」が働くとき。「腎」は水をつかさどるほか、成長、生殖、老化などに関与します。冬に養生《ようじょう》を怠って無理をすると、老化が進んだり、体質的に弱いところがさらに弱まるおそれが。

冬の養生

一　暖をとり、寒さから身を守る

二　大量に汗をかく運動は控える

三　朝はゆっくり起き、夜は早く寝る

四　血行が悪くなるので適度に水分をとって、血液をサラサラに

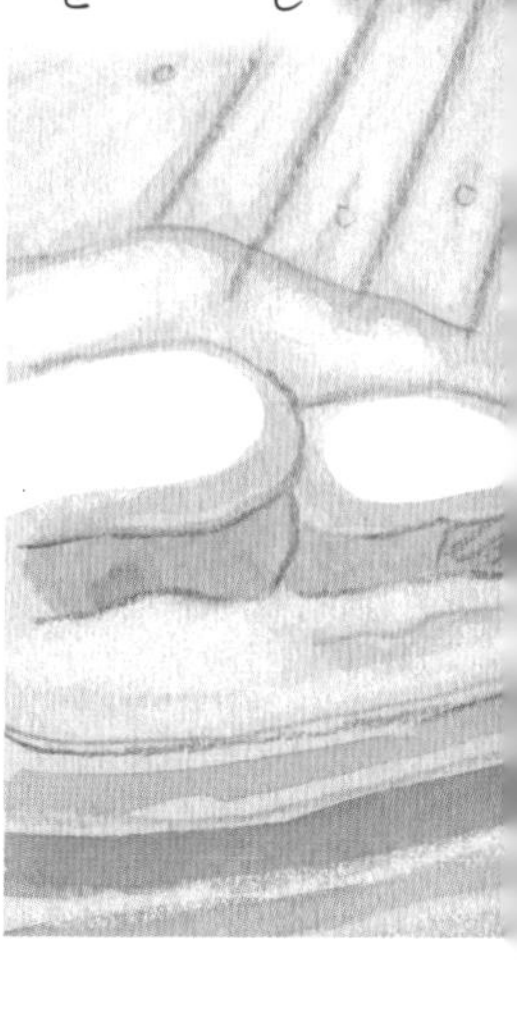

冬の薬膳

一 温める性質のある食材を使う

二 辛味と甘味の組み合わせで、体に本来あるべき〝温める力〟を養う（「辛甘化陽《しんかんかよう》」という）

三 体を温め、血液循環をよくするピリ辛の香辛料をとり入れる

四 鍋物、スープなどの温かい料理で、肉や野菜をバランスよくとる

冬の「寒」の気の特徴は、冷えをもたらし、流れを滞らせ、筋肉や毛穴を収縮させること。冬、寒い屋外に出ると鳥肌が立ちますが、これは、体から熱が逃げないように毛穴が閉じる現象です。

冬の薬膳のポイントとなるのは、温めることと巡らすことの2つです。温めるためには、ネギ、ショウガ、唐辛子など温める性質のある食材をとること。肉なら羊の肉が、魚なら鮭やアジ、エビなどがおすすめです。

巡りをよくする目的では、スパイスを積極的に取り入れてください。特に、カレー粉に入っているターメリックは、血の巡りをよくしてくれるお助け食材。唐辛子、山椒《さんしょう》、柚《ゆ》子《ず》などを組み合わせた七味唐辛子も、気血の巡りをよくするのに一役買ってくれます。

また、中医学には「辛甘化陽《しんかんかよう》」という言葉があり、辛味と甘味を合わせると温める力がアップします。鍋やスープの薬味に、甘辛いみそなどを加えると、冬にぴったりの薬膳になるでしょう。

イベントの多い年末年始がある冬。暴飲暴食に気をつけながら、〝温活〟〝巡活〟の食養生《しょくようじょう》を実践してください。

おすすめの食材

体を温める食材

ニラ、ショウガ、ネギ、シソ、パクチー、ニンニク、羊肉、唐辛子、ピーマン、コショウ、山椒《さんしょう》、クルミ、エビ、鮭、アジ、黒砂糖

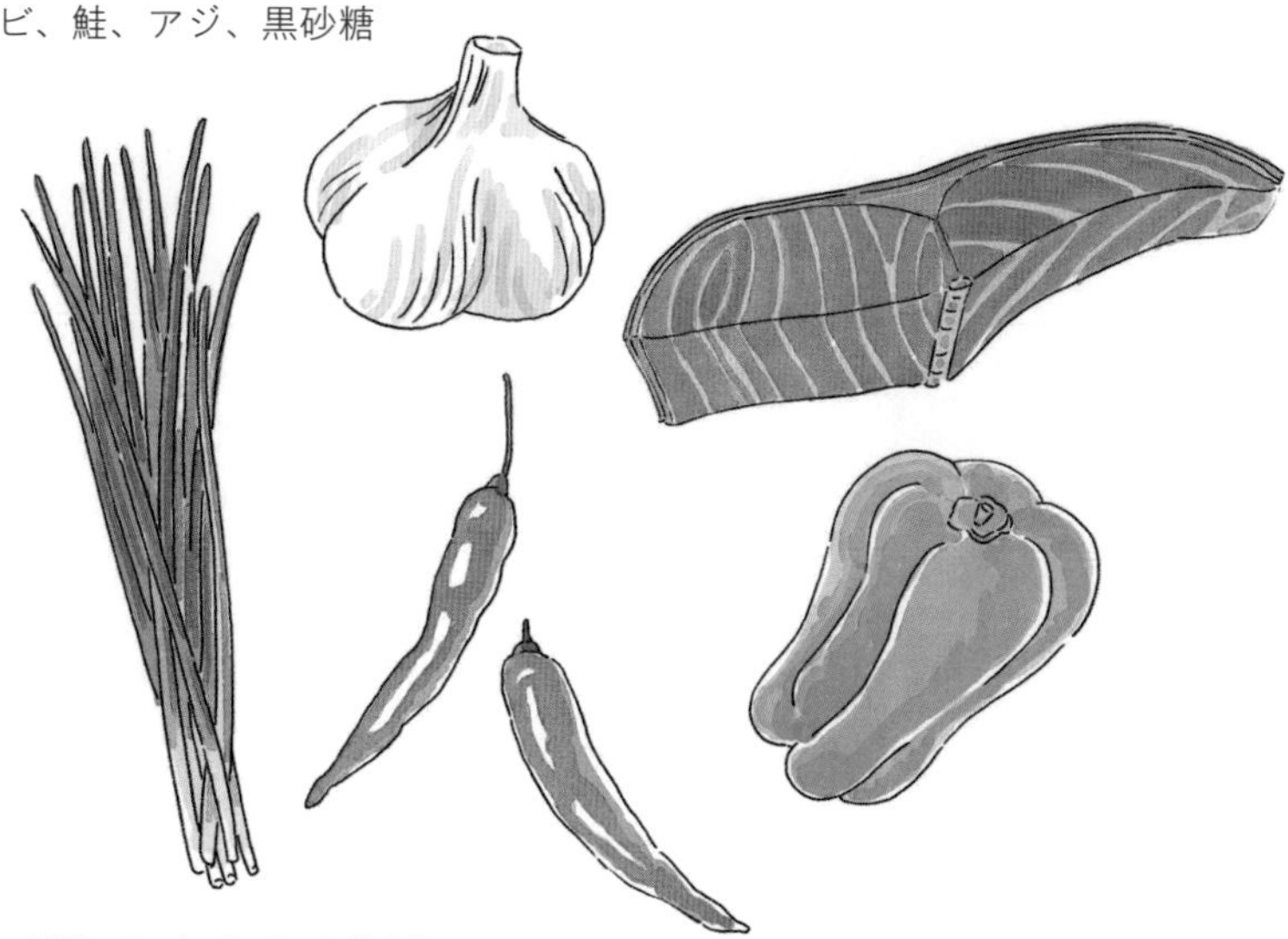

血の巡りをよくする食材

ターメリック、キクラゲ、ヨモギ、チンゲンサイ、タマネギ、ラッキョウ、酢

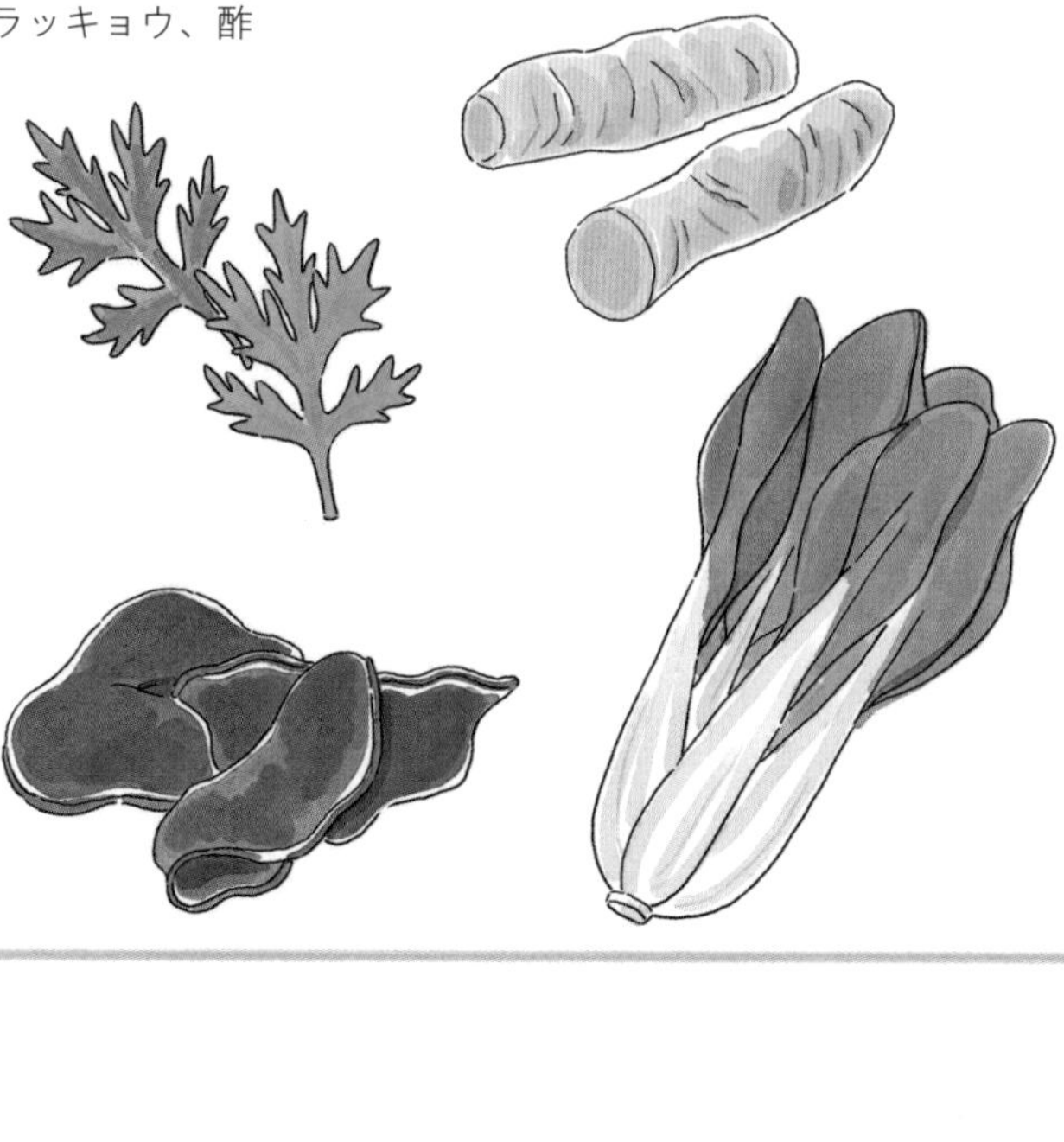

主菜

二大温め食材をピリ辛で

エビニラ炒め

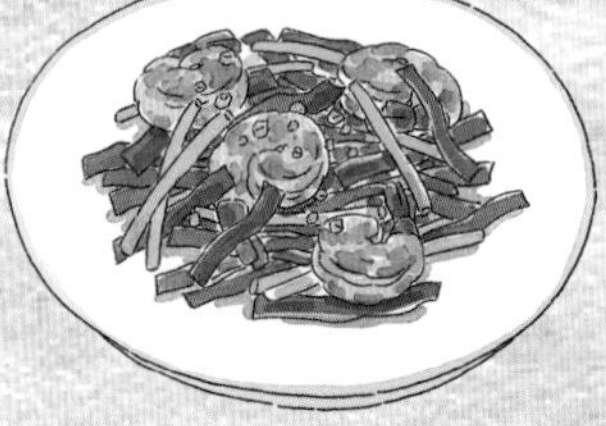

【材料】(２人分)

・エビ（ブラックタイガー）　6～8尾
・酒　小さじ2
・ニラ　1把
・ショウガ　1/2片
・醤油　小さじ１強
・七味唐辛子　適量
・片栗粉　大さじ1
・ニンニク　1/2片
・サラダ油　大さじ1
・ローストクルミ　3個

【作り方】

❶エビは背ワタをとり、尾を残して殻をむく。酒をふり、片栗粉をまぶす。ニラは5cm長さに、ニンニク、ショウガは皮をむきみじん切りにする。クルミは粗く刻む。

❷フライパンにサラダ油の半量を入れて火にかけ、エビを入れてしっかり焼きつけたらいったん取り出す。

❸フライパンに残りの油とニンニク、ショウガを入れて火にかける。香りがたったらニラを入れ、手早く炒める。

❹エビを加えてひと混ぜしたら、醤油を回しかけ、クルミと七味唐辛子を加えて炒め合わせる。

「腎」を補う長イモをメインに

2種の長イモ田楽

副菜

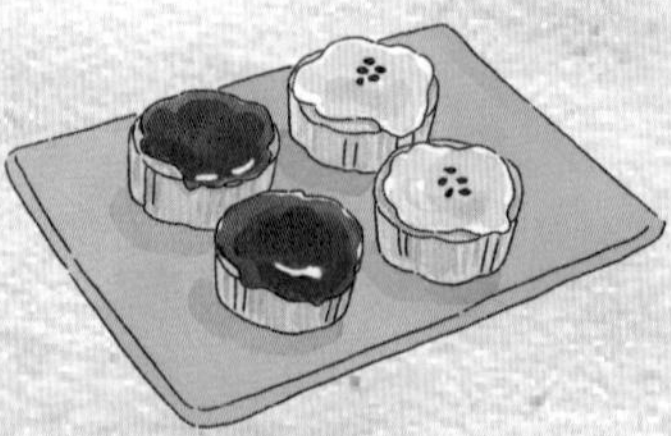

【材料】(２人分)

・長イモ　200g
・サラダ油　小さじ１
・バター　10g

〈A〉
・赤みそ　大さじ１
・砂糖　小さじ１
・みりん　小さじ１
・粉山椒《さんしょう》　少々

〈B〉
・白みそ　大さじ１
・砂糖　小さじ1/2
・みりん　小さじ１
・黒ゴマ　適量

【作り方】

❶長イモは皮をむき、1㎝程度の厚さに切る(8枚)。〈A〉、〈B〉はみそ、みりん、砂糖をそれぞれ合わせ、電子レンジに30秒かけて混ぜる。

❷フライパンにバターとサラダ油を入れて火にかけ、長イモの両面をしっかり焼きつける。竹串がスッと刺さればOK。

❸❷に〈A〉、〈B〉の田楽みそを塗り、〈A〉に粉山椒、〈B〉に黒ゴマをふる。

羊肉の温めパワーがじんわり

ラム肉の魯肉飯《ルーローハン》

一皿料理

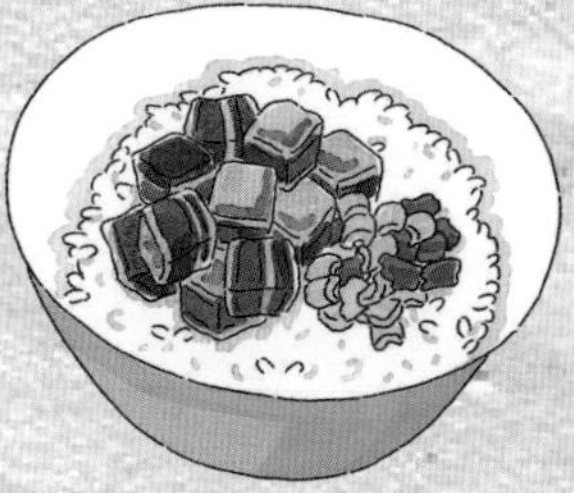

【材料】（2人分）

・ラム肉（バラ）　200g
・ショウガ　1片
・五香粉《ウーシャンフェン》　少々
・黒砂糖　小さじ1/2
・オイスターソース　小さじ1
・酢　小さじ1
・温かいご飯　2膳
・チンゲンサイ（ゆでて刻む）　適量
・ニンニク　1片
・ゴマ油　小さじ1
・塩　少々
・紹興酒《しょうこうしゅ》　小さじ1
・醤油　小さじ1/2

【作り方】

❶ラム肉は2㎝角に切り、紹興酒、塩を少量ふって下味をつける。ニンニク、ショウガは皮をむいてみじん切りにする。

❷フライパンにゴマ油を入れて火にかけ、ニンニク、ショウガを炒める。香りがたったら肉を加えて炒め、色が白っぽくなったら水300ml、黒砂糖、五香粉をふ紹興酒、オイスターソース、酢を加え、アクをとりながら弱火で25分煮る。仕上げに醤油を加え、さらに2～3分煮る。

❸温かいご飯に❷をかけ、チンゲンサイをのせる。

肉の使い分け

肉は重要なタンパク質源ですが、薬膳では、肉の種類によって異なる作用があると考えます。

体を温める力が最強なのは羊肉。冬場や冷え性にはおすすめですが、暑がりには不向きです。豚肉は潤いを補うので乾燥しやすい人によく、水分を溜め込みやすい梅雨時には向きません。熱を冷ます馬肉は夏に食べたいお肉です。鶏肉、牛肉は「気」を補うので、季節や体質を問わず使いやすいでしょう。

副菜

おなかの冷えをほっこり癒《いや》す

カボチャのスパイス焼き

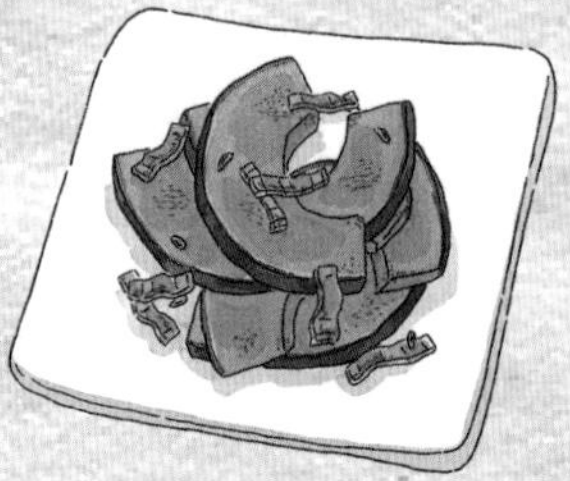

【材料】(２人分)
・カボチャ　1/4個
・ベーコン　２枚
・フェンネルシード　小さじ１
・レモン汁　大さじ１
・オリーブ油　小さじ１
・塩・黒コショウ　各少々

【作り方】
❶ カボチャは種とわたを取り、5㎜厚さのくし切りにする。ベーコンは、５㎜幅に切る。
❷ フライパンにカボチャを並べ、ひたひたの水を加えてかためにゆで、水を切る。
❸ フライパンをよく熱し、オリーブ油、フェンネルシードを入れ、カボチャの両面をこんがり焼く。焼き上がったら皿に盛る。
❹ ベーコンをフライパンでカリカリに焼き、レモン汁を加えて火を止める。
❺ ❸の皿に❹を回しかけ、塩・黒コショウをふる。

スイーツ

血流UPで冷え解消を狙う

サツマイモのメープルシナモン

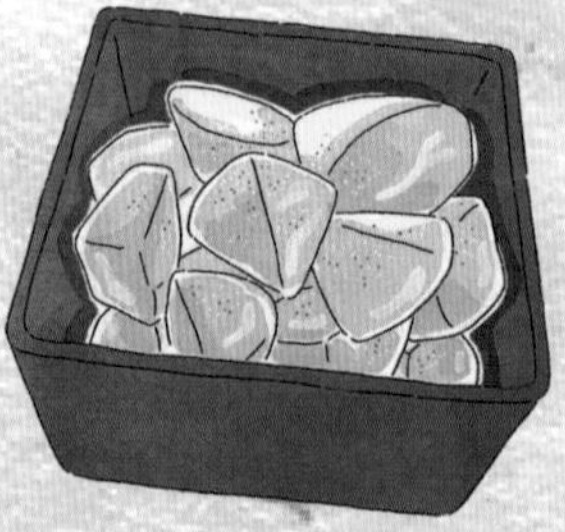

【材料】(２人分)
・サツマイモ　１本
・バター　10g
・メイプルシロップ　小さじ１
・シナモンシュガー　適量

【作り方】
❶ サツマイモは皮をむき、小さめの乱切りにする。
❷ フライパンにバターを入れて火にかけ、❶を加えてバターをからめる。
❸ ひたひたの水とメイプルシロップを加え、からめながら火を通す。
❹ 水気が完全にとんだらシナモンシュガーをふる。

冷えにも、かぜのひき始めにも

ホットなワイン

ドリンク

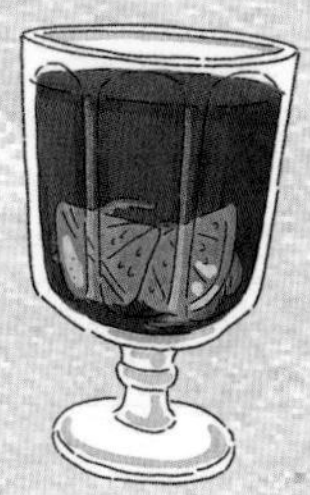

【材料】（２人分）
- ・赤ワイン　300ml
- ・ショウガスライス（乾燥）　3枚
- ・クローブ（ホール）　3粒
- ・シナモンスティック　1本
- ・レモン（国産）　1/4個
- ・マーマレード　好みの量

【作り方】

❶ レモンは皮ごと4つに切る。

❷ すべての材料を鍋に入れて火にかけ、マーマレードを溶かしながら温める。沸騰直前で火を止める。

甘味調味料について

砂糖などの甘味調味料にも、それぞれ薬膳的な機能があります。寒い季節には、深みがあり、体を温める性質がある黒糖がおすすめ。黒は五行の冬の色で、五臓の「腎」をサポートします。

夏に使われるのが氷砂糖。緑豆を氷砂糖で煮た冷たい「緑豆ぜんざい」は、夏の定番スイーツです。はちみつは、「気」を補い、のどを潤すので、呼吸器を傷めやすい秋や、体が消耗する夏に。

味と機能を考慮して、上手に使い分けましょう。

汁物

寒い夜、体が芯から温まる

鮭《さけ》の粕《かす》汁

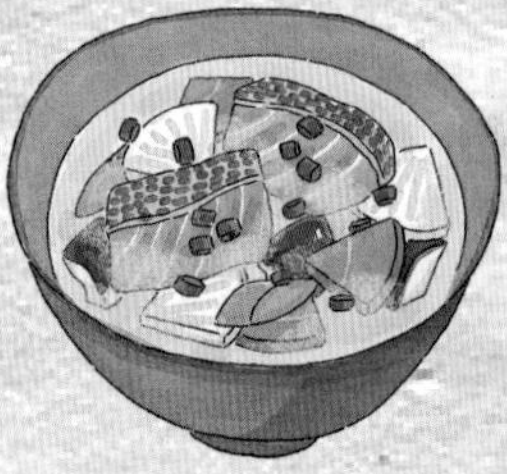

【材料】（２人分）
- 塩鮭（切り身）　2切れ
- ニンジン　1/3本
- ダイコン　150g
- ゴボウ　70g
- 干しシイタケ　1枚
- だし昆布　5㎝
- 酒粕《かす》　100g
- みそ　大さじ1
- 万能ネギ（小口切り）　1本

【作り方】

❶酒粕は小さくちぎってぬるま湯をかけ、やわらかくしてからみそと練り混ぜる。干しシイタケはやわらかく戻し、4等分する。鍋に水600mlとだし昆布を入れておく。

❷ニンジン、ダイコンは8㎜厚さのいちょう切り、ゴボウは泥を落として乱切りにする。塩鮭は水につけて塩抜きし、水気をふき取って食べやすい大きさに切る。

❸❶の鍋に鮭、ニンジン、ダイコン、ゴボウ、シイタケ、シイタケの戻し汁を入れて火にかけ、沸騰したら昆布を除いてアクをとりながら弱火で10分煮る。酒粕とみそに汁を加えて溶きのばしてから加えて溶かす。

❹器に盛り、万能ネギを散らす。

「腎」を助けるクルミをたっぷり

シシトウとクルミのサッと炒め

作り置き　時短

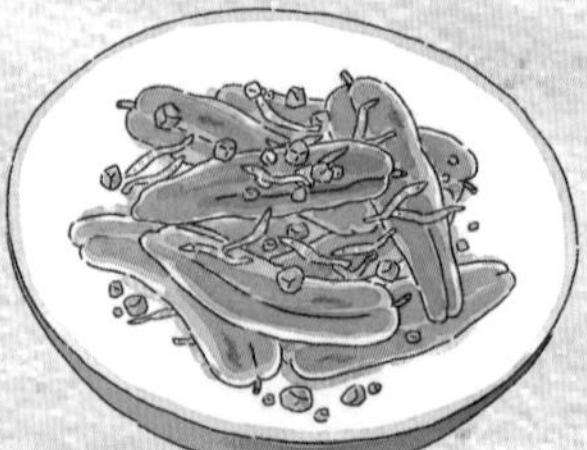

【材料】（２人分）
- シシトウ　16本
- ちりめんじゃこ　20g
- ローストクルミ　5粒
- ゴマ油　大さじ1
- 酒　大さじ2
- 砂糖　大さじ1と1/2
- 醤油　大さじ1と1/2

【作り方】

❶フライパンにゴマ油を入れて火にかけ、ちりめんじゃこを炒める。油がなじんだらシシトウを加え、炒め合わせる。

❷酒、砂糖、醤油を加えて煮からめ、水気が飛んだらクルミを手で割りながら加える。

温性野菜とマリネする

ブリの南蛮漬け

作り置き

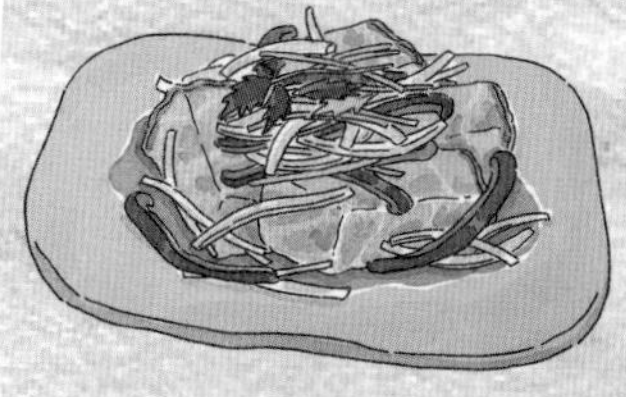

【材料】（作りやすい分量）

・ブリ（切り身） 2切れ
・ショウガ 1/2本
・塩・コショウ 少々
・揚げ油 適量
・三つ葉、パクチーなど 適量
・タマネギ 1/2個
・赤ピーマン 1/2個
・小麦粉 適量

〈A〉

・砂糖・醤油・酒 各大さじ2
・酢 100ml

【作り方】

❶タマネギは線維に沿ってスライス、ショウガは皮をむいて千切り、赤ピーマンは縦に千切りにする。これを合わせバットに広げておく。
❷ブリは4等分に切り、塩・コショウをふり、小麦粉をまぶす。
❸小鍋に〈A〉の材料を入れて火にかける。
❹油を熱し、❷を揚げる。カリッと揚がったら❶に移し、熱々の❸をかけて浸す。皿に盛りつけたら三つ葉やパクチーなどをのせる。

「腎」を補う桜エビが香ばしい

桜エビとキャベツのアジアンサラダ

副菜　時短

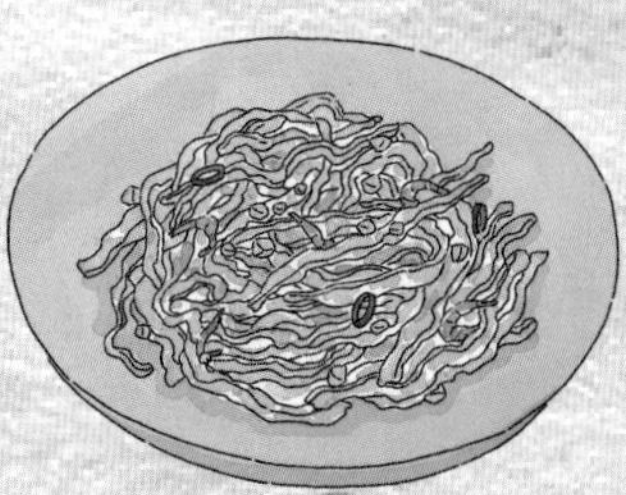

【材料】（2人分）

・キャベツ 3枚
・ニンニク 1/2片
・桜エビ 小さじ1
・ピーナッツ 6～7粒

〈A〉

・スイートチリソース 小さじ1
・ナンプラー 小さじ1
・レモン汁 小さじ1
・鷹の爪（輪切り） 1本

【作り方】

❶キャベツは太めの千切りにし、熱湯にくぐらせて水気を絞る。ニンニクはすりおろす。ピーナッツは粗く刻んでおく。
❷ボウルに〈A〉の材料を入れて混ぜ、すべての材料を入れて和える。

冬の基本のタレ

XO醤《じゃん》

「陽」を補うエビと「陰」を補うホタテ貝で、冬に養いたいパワーを凝縮。ご飯の友、炒飯や炒め物、餃子のタレなどに便利な絶品です。

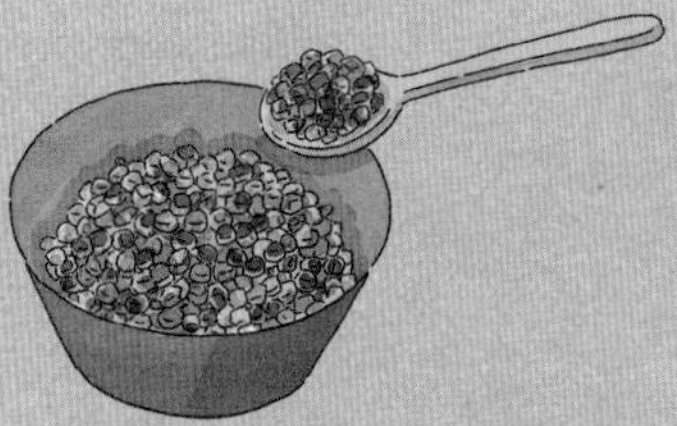

【材料】（作りやすい分量）

- 干し貝柱　15g
- 干しシイタケ　15g
- ショウガ　1片
- サラダ油　大さじ2
- 干しエビ　20g
- 長ネギ　1/2本
- ニンニク　1片
- 紹興酒《しょうこうしゅ》　大さじ1
- 鷹の爪（みじん切り）　3本
- 粉山椒《さんしょう》　少々
- 砂糖　少々
- 醤油　小さじ2
- ゴマ油　大さじ3

【作り方】

❶干しエビ、干し貝柱、干しシイタケは軽く洗って水で戻す。干しエビは細かく切り、貝柱は細かくほぐし、シイタケは軸をとって細かく切る（戻し汁はとっておく）。

❷長ネギはみじん切りに、ショウガ、ニンニクは皮をむいてすりおろす。

❸フライパンにサラダ油と❷を入れ、強火にかける。油が全体にまわったら弱火にし、じっくり炒める。

❹❸に❶を加えてさらに3～4分炒める。

❺紹興酒を加え、アルコール分が飛んだら戻し汁を加え、鷹の爪、醤油、砂糖を加え、強火で汁気がなくなるまで炒める。

❻ゴマ油、粉山椒を加え、全体を混ぜたら火を止める。

アレンジレシピ1

XO醤納豆

時短

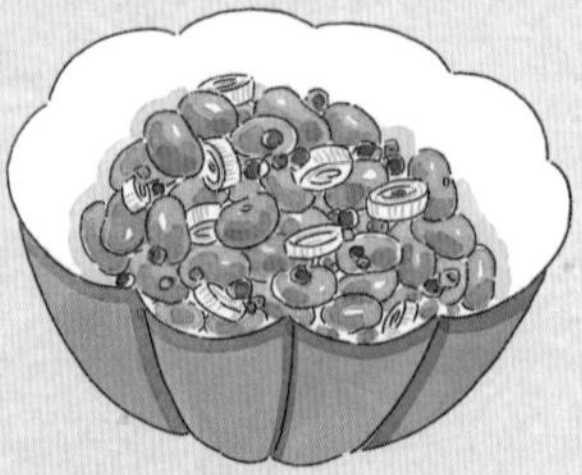

【材料】（2人分）

- 納豆　2パック
- 長ネギ　適量
- XO醤　小さじ1～2

【作り方】

❶長ネギは小口切りにする。

❷納豆をよく混ぜ、長ネギ、XO醤を加えてさらに混ぜる。

アレンジレシピ2

牛肉のXO醤炒め

主菜

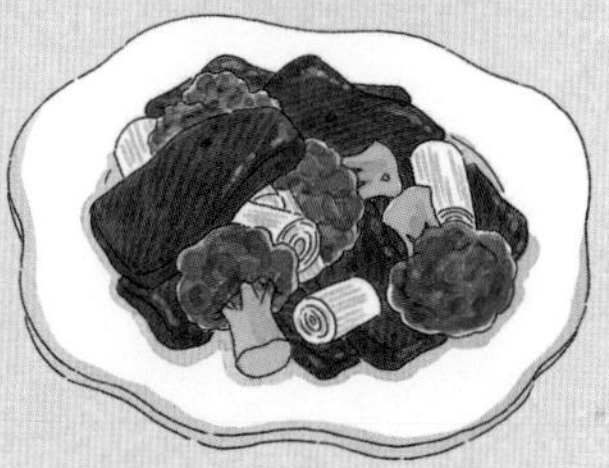

【材料】（2人分）

・牛肉　150g
・ブロッコリー　1/4個
・長ネギ　1/2本
・酒・醤油　各小さじ1
・片栗粉　小さじ1
・ニンニク　1/2片
・ショウガ　1/2片
・サラダ油　小さじ1
・XO醤　小さじ2

【作り方】

❶牛肉は食べやすい大きさに切り、酒・醤油、片栗粉をもみ込んでおく。ブロッコリーは小房に分け、かためにゆでる。長ネギは2cm長さに切る。ニンニク、ショウガはみじん切りにする。
❷フライパンにサラダ油、長ネギ、ショウガを入れて火にかけ、香りがたったら牛肉を加えて両面を焼く。ブロッコリーを加え、XO醤を加えて炒め合わせる。

アレンジレシピ3

焼きネギのXO醤がけ

副菜

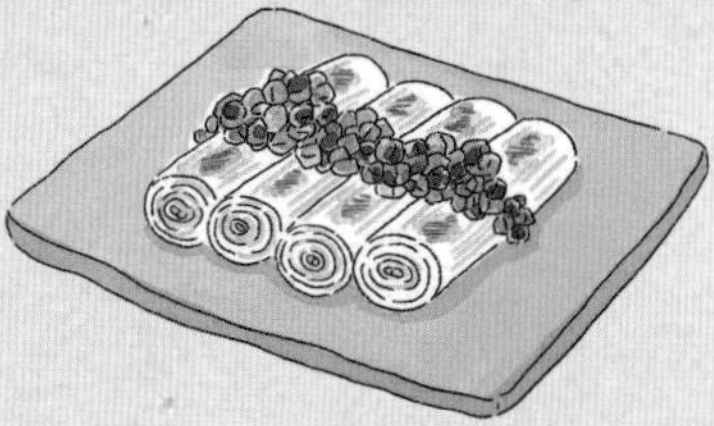

【材料】（2人分）

・長ネギ（太めのもの）　2本
・ゴマ油　小さじ2
・塩　少々
・XO醤　大さじ1

【作り方】

❶長ネギは一番外側を1枚むき、7㎝長さに切る。
❷フライパンにゴマ油の半量を入れて火にかけ、❶を並べる。塩をふり、フタをして蒸し焼きにする。
❸やわらかくなったらフタをとり、残りのゴマ油を加え、全体に焼き色がつくまでじっくり焼く。
❹焼き上がったネギを皿に盛り、XO醤をかける。

暮らしに取り入れたい
薬膳のお茶

季節や体調、お悩みに合わせて、薬膳のお茶を取り入れてみませんか？
煎じ薬ではないけれど、煮出して飲めば体にじわじわ届きます。
ここでは、代表的なお茶の特徴をご紹介します。

[茶　葉]

最もポピュラーな緑茶、紅茶、烏龍茶《ウーロンちゃ》。原料は同じ「茶葉」です。茶葉は苦味と甘味をもつ食材で、体を冷やす性質がありますが、発酵が進むほど、温める性質に変わります。

冷やす
（発酵度低）

温める
（発酵度高）

緑茶　烏龍茶　紅茶　プーアル茶
＊中国茶の一種

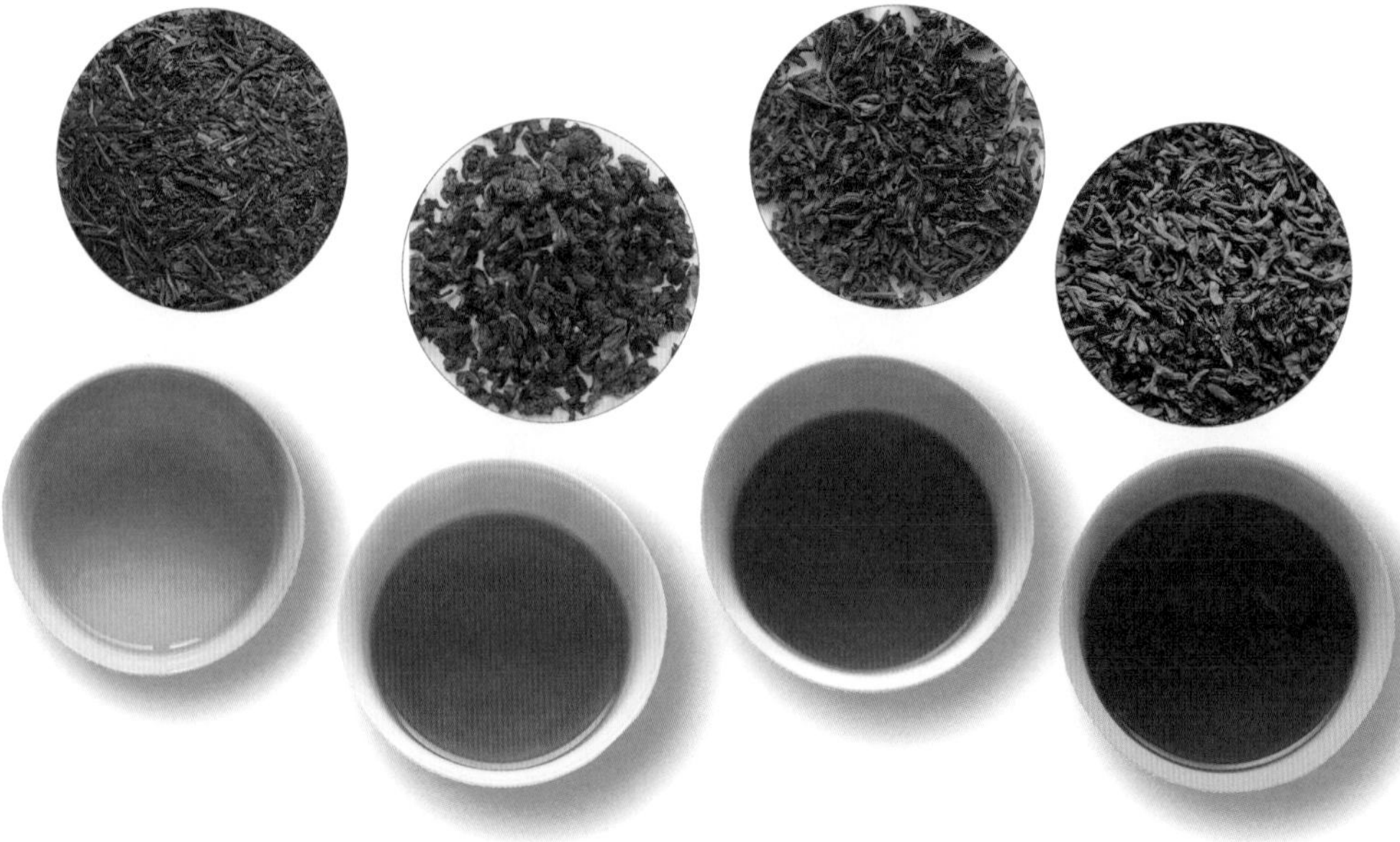

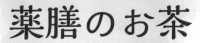

[茶葉以外の健康茶]

シソ茶

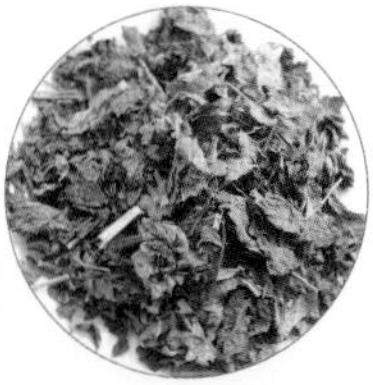

シソの葉を乾燥させたもので、大葉と同じいい香りがする。体を温め、熱を発散させる。かぜの初期の発熱・悪《お》寒《かん》、鼻水、胃の不調などに。花粉症シーズンにも取り入れたいお茶。

桑《くわ》の葉《は》茶

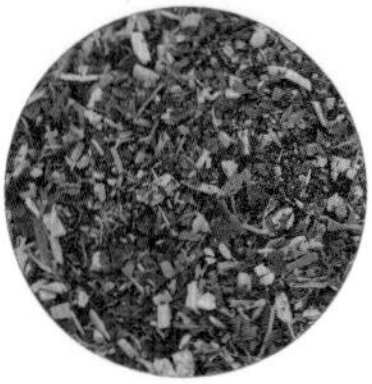

茶葉に似た味わい。熱を冷ます性質があり、かぜで熱っぽいときに。特に目にいいとされ、目の渇きやかすみにおすすめ。近年では血糖値対策にもすすめられている。

タンポポコーヒー

別名「蒲公英《ほこうえい》」。タンポポの根が原料で、独特の苦みがある。体を冷やす性質があり、尿の出をよくする。吹き出物や膀胱炎の排尿痛があるときにおすすめ。

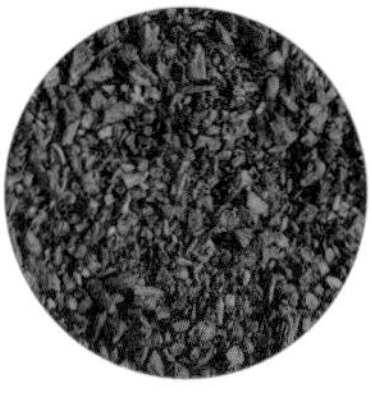

ミントティー

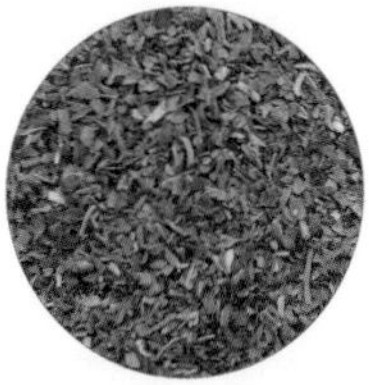

爽快感のある香りが特徴。体の熱をとり、イライラした気分をスッキリさせる。発熱時の頭痛、のどが渇いて痛い、目の充血が気になるときに。

蓮《はす》の葉《は》茶

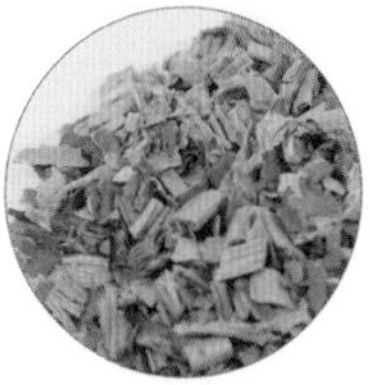

別名「荷葉《かよう》」。ベトナムや東南アジアで飲まれる夏のお茶。暑熱にあたってのどが渇くとき、頭痛がするときなどに。蓮の葉茶のうがいは、歯肉炎や口内炎の予防になるとの説も。

ハブ茶

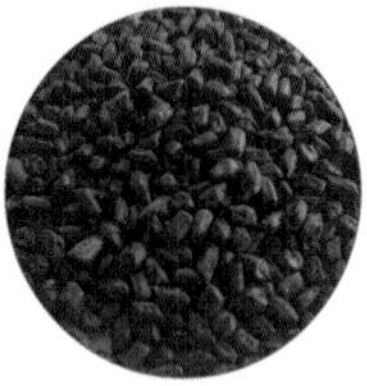

エビスグサという植物の種子で、生薬名は「決明子《ケツメイシ》」。目をスッキリさせて視界をクリアに。腸を潤す作用から、お通じ対策にも期待がもてる。

ドクダミ茶

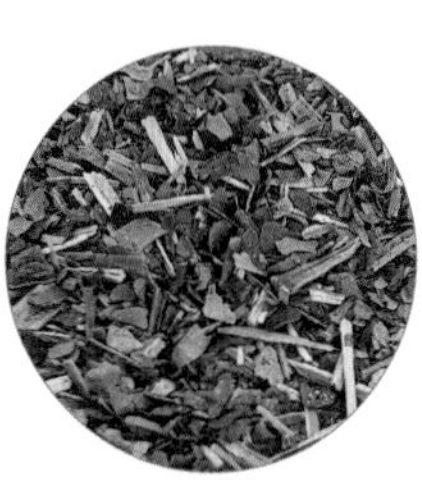

別名「魚腥草《ぎょせいそう》」「十薬」。さっぱりとして飲みやすい。熱を取り除き、化膿症《かのうしょう》の膿《うみ》を排除するとされる。利尿作用があることから、膀胱炎《ぼうこうえん》などの排尿痛があるときにも。

黒豆茶

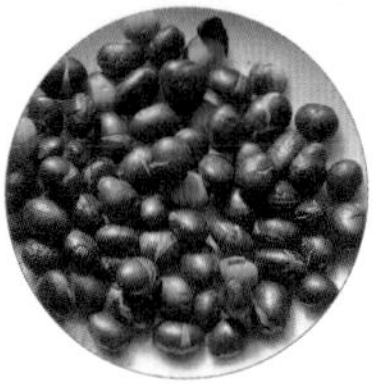

利尿作用、「血」を補い、巡りをよくする働きがあるとされる。むくみ、月経の不調、更年期などに。黒い色は発育・老化に関わる「腎《じん》」の色で、エイジングケアにも。

紅花《べにばな》茶

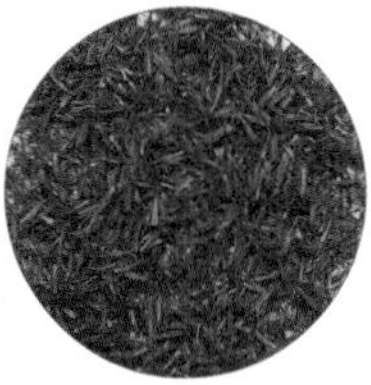

紅花の花びらを乾燥させたもの。香りは薄くオレンジ色のお茶になる。「血」を巡らす力が強いので、月経痛や月経不順などにすすめるが、妊婦には禁忌《きんき》。

ビワの葉《は》茶

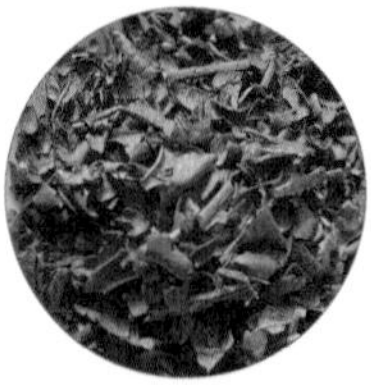

香ばしく、のどごしのいいお茶。呼吸器に潤いを与えて熱を取り除く。喘息《ぜんそく》や、咳《せき》の強いかぜに。口の渇きを癒《いや》し、胃の熱もとるので、熱中症予防や食べ過ぎ傾向があるときにも。

ヨモギ茶

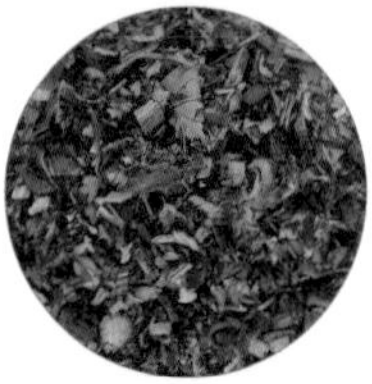

お灸《きゅう》のもぐさにも使われるヨモギの葉が原料。葉は草団子のようないい香りがする。「婦人の要薬《ようやく》」といわれ、体を温め、「血《けつ》」の巡りをよくする。冷え、月経の不調、更年期などの悩みを抱える女性に。

ハトムギ茶

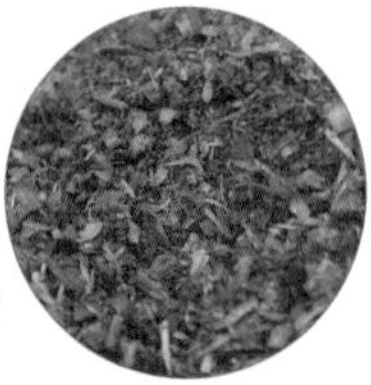

焙《ほう》じたハトムギのお茶で、麦茶のような香ばしさが特徴。利尿作用があり、消化機能を助けるので、梅雨から夏の蒸し暑い時季におすすめ。膿を排除するとされ、ニキビやイボにも。

トウモロコシの髭《ひげ》茶

別名「玉米鬚《ぎょくべいしゅ》」「南蛮毛《なんばんげ》」。香ばしく甘味のあるお茶。利尿作用にすぐれ、むくみや水っぽいおなかの張りがあるときに用いる。

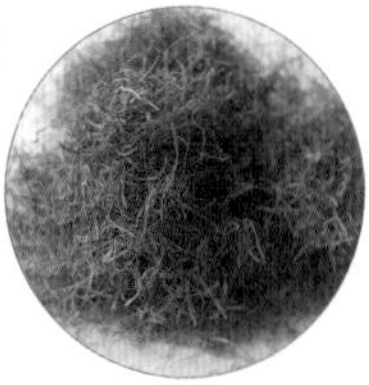

ナツメ茶

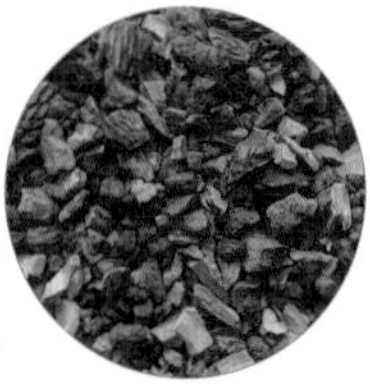

別名「大棗《たいそう》」。美容効果が期待できる果実ナツメの実を乾燥させたものを煮出して飲む。気血を補うので、疲れ、食欲不振に。「血」を養い、精神を安定させるので、不眠やイライラ症状にも。

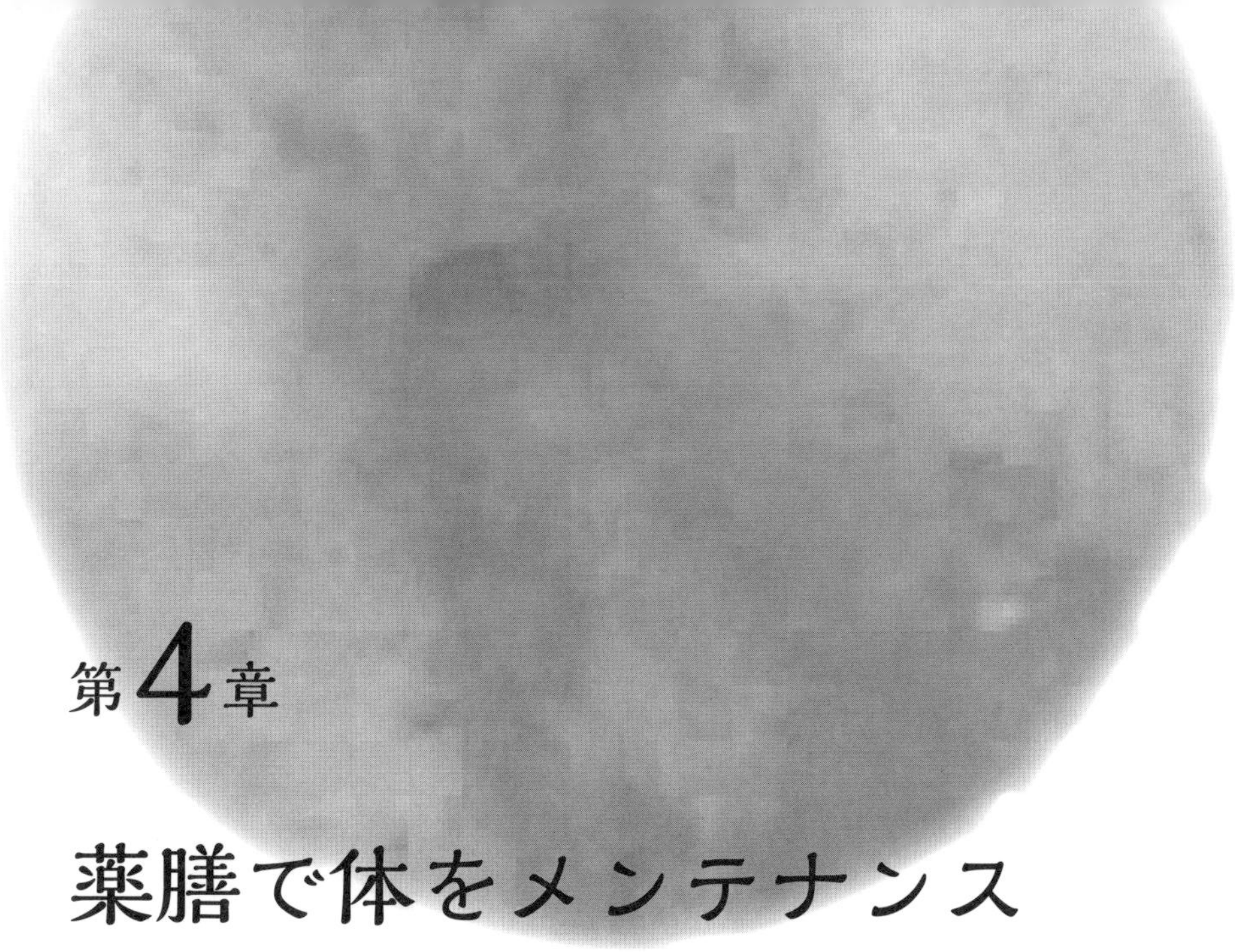

第4章

薬膳で体をメンテナンス

冷え、不眠、便秘といったお悩みを、長年抱えていませんか？

薬膳を中心としたセルフケアで、不調を整えていきましょう。

鍼灸師の立場から、ツボや生活改善のヒントもあわせてご紹介します。

おすすめの食材

牡蠣《かき》、ホタテ貝、ムール貝、乳製品、卵、セロリ、白菜、ズッキーニ、百合根《ゆりね》、トマト、小麦

不眠

良質な睡眠で心身がリセットされる

健康な体を保つ条件は、食事、運動、睡眠。この3つは、三位一体《さんみいったい》で、どれかが崩れれば他も崩れ、どれかが上向きになれば他も改善される。そんな関係にあります。なかでも睡眠は、体のバランスをとるのに最も重要です。

第2章で、季節とともに陰陽が移り変わるとお話ししました。これは一年のリズムで、「陰」と「陽」の気は、一日の中でも増えたり減ったりしています。これを、概日《がいじつ》リズムといいます。概日リズムのベースにあるのは、体温や血圧、ホルモンなどを調節する自律神経です。日中は交感神経が優位になって心身が活動に適した状態になり、夕方から夜になると副交感神経が優位になって心身は休息モードに。このリズムは、東洋医学でいう陰と陽のリズムに合致しています。

睡眠は、日中フル回転していた体や脳をリセットし、取り入れたものを消化吸収したり解毒《げどく》したりする大事な時間。睡眠中に寝返りを打つことで、骨格や筋肉も調整されます。そう、睡眠は食事以上に重要なのです。

現代人に多いのは、夜になっても神経が高《こう》揚《よう》し、頭が冴えて眠りにつけないというもの。東洋医学では、このタイプの不眠は、ストレスと関係のある「肝《かん》」の高ぶりによるものと考えます。

また、高齢者の中には、一度眠っても途中で目が覚めてしまう人が多くみられます。これは、年齢を重ねると、体のリズムを保つ機能自体が低下し、陰陽のバランスが崩れるから。それによって、休息モードが長続きせず、中途覚醒《ちゅうとかくせい》が起こってしまうのです。

こうした不眠におすすめなのは、牡蠣《かき》やホタテなどの貝類。薬膳において牡蠣は、熱を冷ます力を補い、高ぶる気持ちを落ち着かせる働きがあるとされます。セロリや白菜、ズッキーニなど、熱を冷ます性質のある野菜と合わせ、心身を休息モードに導いてください。

おすすめの薬膳レシピ

ホタテと白菜のスープ

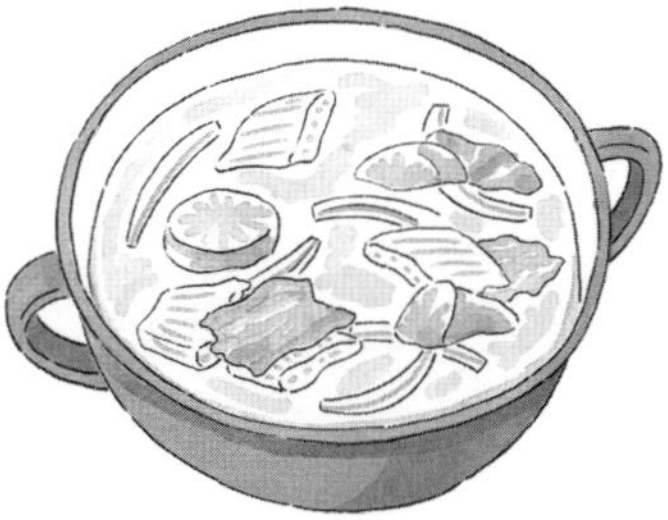

【材料】（2人分）
- ・ホタテ貝柱　6個
- ・タマネギ　1/2個
- ・白菜　60g
- ・バター　20g
- ・小麦粉　小さじ1
- ・白ワイン　大さじ1
- ・コンソメ（顆粒）小さじ1
- ・牛乳　200ml
- ・塩・コショウ　少々

【作り方】

❶ フライパンにバター5gを入れて火にかけ、ホタテ貝柱の両面を軽く焼いて取り出す。

❷ タマネギは繊維に沿ってスライス、白菜は一口大に切る。

❸ フライパンに残りのバターを入れて火にかけ、タマネギを炒める。透明になったら小麦粉を加えて炒め、白ワインを加える。水300mlを加えて沸騰したら、白菜、コンソメを入れて10分煮る。

❹ ホタテ、牛乳を加えてさらに5分煮て、塩・コショウで味を調える。

睡眠の質を高める朝と夜の習慣

朝
- ・睡眠時間にかかわらず同じ時間に起きる
- ・起きたらカーテンを開ける（目が光を受けると、陰から陽への切りかえになる）
- ・朝食は抜かない
- ・二度寝はせず、午前中から活動的に過ごす

夜
- ・就寝の2～3時間前は食べない
- ・寝る前はパソコン、スマホを見ない
- ・就寝1～2時間前に入浴する（入浴後の体温低下とともに自然に入眠できる）
- ・布団に入ったら、目を閉じて深い呼吸をする

かぜ

おすすめの食材

ネギ、ショウガ、シソ、ミョウガ、パクチー、三つ葉、ミント、葛《くず》、シナモン

症状に合わせたケアをすれば長引かない

かぜは、私たちにとって最も身近な病気のひとつ。ドラッグストアにはさまざまなかぜ薬が並びますが、それらはすべて症状を緩和する薬で、かぜのウイルス自体を退治するものではありません。

かぜは自然治癒《ちゆ》力によって治っていく病気。くしゃみが出たり、発熱したりするのは、病気と闘っている体の反応なのです。

かぜをひいたときのことを思い出してみてください。最初は背中のあたりに寒気と熱っぽさを感じ、「あれ、かぜかな?」と思うはず。かぜ薬として有名な「葛根湯《かっこんとう》」は、この時点で飲む薬です。服用し、水分をとって早めに布団に入れば、寝ている間に汗がたくさん出て、翌朝にはスッキリ症状が抜けます。まだ体の入り口にいる病の元を、発汗によって追い出すことができたということです。

重要なのは、「ひいたかな?」というベストタイミングで服用すること。葛根湯は「一晩寝て、明日、買いに行こう」では効かないことが多いのです。

かぜは、この〝ひき始め〟の対処が重要。じつは、お薬以上に、薬膳が役に立ちます。使うのは、ショウガ、ネギ、大葉など、体を温めて発汗させる薬味野菜。食欲があるなら、スープや雑炊などにたっぷり入れて。食欲がないなら、すりおろしたショウガに、はちみつか黒糖を加え、お湯で溶かしたものをゆっくり飲んで体を温めてください。

ここで注意したいのが、梅干しやレモンなどの酸味。酸っぱい味は、収斂《しゅうれん》作用により毛穴を引き締めるので、発汗させたいこの時期には不向き。取り入れるなら、汗をたっぷりかいて症状がひいた後がおすすめです。

「かぜひいたかな?」と思ったら、すかさず薬味野菜をたっぷり！　この原則さえ覚えておけば、こじらせる前にかぜをセルフケアできるでしょう。

おすすめの薬膳レシピ

葛根湯風お粥《かゆ》

【材料】（2人分）
- ・米　1/2合
- ・長ネギ　1/2本
- ・ショウガ　1片
- ・塩　少々

〈葛あん〉
- ・本葛　大さじ1
- ・だし汁　200ml
- ・醤油　小さじ1/2
- ・みりん　小さじ1/2

【作り方】

❶ 長ネギは小口切り、ショウガは皮をとって千切りにする。米は研いでザルに上げる。

❷ 土鍋に米、長ネギ、ショウガを入れ、水600mlと塩を入れて炊く。フタをして強火にかけ、ふいてきたら弱火にして40～45分。火を止めて10分蒸らす。

❸ だし汁、醤油、みりんを鍋に入れて沸かし、水大さじ1で溶いた本葛を少しずつ加えてとろみをつける。

❹ お粥を茶碗に盛り、❸をかける。

パクチーにゅうめん

【材料】（2人分）
- ・鶏ひき肉　100g
- ・長ネギ　1/4本
- ・パクチー　1束
- ・そうめん　200g
- ・酒　小さじ1
- ・醤油　少々
- ・塩・コショウ　少々

【作り方】

❶ 長ネギは斜め薄切り、パクチーは2cm長さに切る。

❷ 鶏ひき肉はボウルに入れ、ぬるま湯大さじ1をかけてよくほぐす。鍋に水500mlを入れて沸騰させ、肉を入れる。アクをとりながら15分煮て、酒、醤油、塩・コショウで味を調える。

❸ そうめんを規定の時間ゆでて、ザルに上げる。

❹ そうめんを❷の鍋に入れてほぐし、温める。器に麺とひき肉を盛り、長ネギとパクチーをたっぷりのせる。

かぜに効果のあるツボ

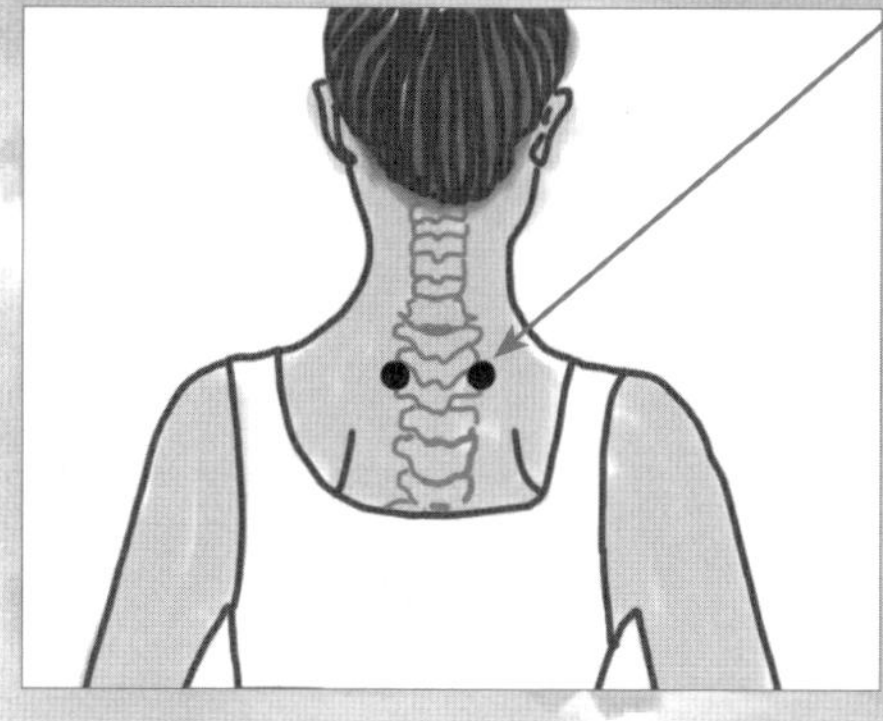

風門【ふうもん】

首の後ろの付け根にある大きく飛び出た骨から背骨2個下の高さで、左右両側に指幅2本ずれたところ。

〈ケアのコツ〉

両手の4指をツボ付近にあて、気持ちのいい強さで押す。カイロやドライヤーで温めても。

花粉症 アレルギー性鼻炎

おすすめの食材

シソ、ショウガ、ミョウガ、三つ葉、パクチー、麹《こうじ》、チーズ、ヨーグルト、みそ、甘酒

症状緩和と体質改善2つのアプローチを

花粉症、ハウスダストなどで、鼻がムズムズしてくしゃみ、鼻水が止まらなくなる。アレルギー性鼻炎の諸症状は、五臓の「肺《はい》」と関係があります。東洋医学でいう「肺」の概念には、鼻やのど、気管支、それに皮膚や粘膜まで含まれ、これら〝チーム肺〟が一丸となって侵入する菌やウイルスをブロックするのです。くしゃみや鼻水は、防衛反応が起こっている証《あかし》。でも、反応が激しすぎると日常生活にも障ります。何とかしたいですよね。

花粉症で鼻や目がムズムズしやすい方は、症状緩和と体質改善の2方向での養生《ようじょう》を心がけてください。

症状緩和の目的で行いたいのは、発散を助けるケア。薬膳でおすすめしたいのはシソです。症状がつらい期間は、漢方や薬のお世話になる人が多いと思いますが、料理に大葉をたっぷり取り入れたり、葉を乾燥させたシソ茶を飲んだりすると、大いに助けになります。花粉の季節の前から始めましょう。

体質改善のポイントは、〝チーム肺〟を潤し、強化すること。なぜなら、「肺」は何より乾燥に弱いからです。最近、腸内細菌が免疫の重要な役目を果たすことがわかってきましたが、東洋医学では「大腸」も〝チーム肺〟の重要メンバー。「肺」と「大腸」の防衛機能を強化するのにおすすめなのは発酵《はっこう》食品です。私が推奨したいのは、納豆、みそ、キムチ、チーズなど、発酵食品を複数組み合わせる作戦。納豆×キムチ、甘酒×ヨーグルト、チーズ×たくあんなど、組み合わせはいろいろありますよね。特にチーズやヨーグルトなどの乳製品は、薬膳で潤いを補う食材とされているので、ぜひ取り入れてください。

一度なったら一生モノといわれる花粉症ですが、年々症状が軽くなっているという人も少なくありません。おいしく食べながら、体質改善を目指しましょう。

おすすめの薬膳レシピ

納豆キムチーズ

【材料】（２人分）
- 納豆　１パック
- キムチ　50g
- クリームチーズ　50g
- 大葉　２枚
- 醤油　少々

【作り方】

❶ キムチは粗いみじん切りに、クリームチーズは5㎜角切りに、大葉は縦半分に切って千切りにする。

❷ 納豆をよく混ぜ、❶と醤油を加えてさらに混ぜる。

大葉と甘酒のスムージー

【材料】（２人分）
- 大葉　３枚
- 甘酒　200ml
- パイナップル　60ｇ

【作り方】

❶ すべての材料をミキサーに１分間かける。

＊パイナップルは、リンゴ、キウイフルーツなどにかえてもＯＫ。

花粉症に効果のあるツボ

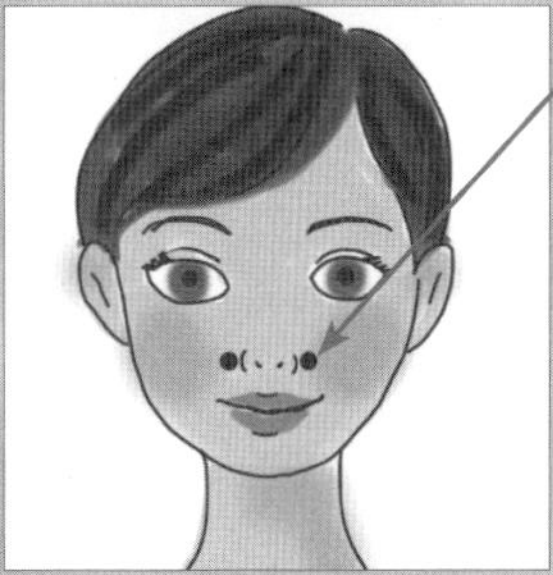

迎香【げいこう】

小鼻のふくらみの中点の外側で、ほうれい線上の点。

〈ケアのコツ〉
両手の人差し指をツボにあて、鼻のほうに向かって押し上げる。

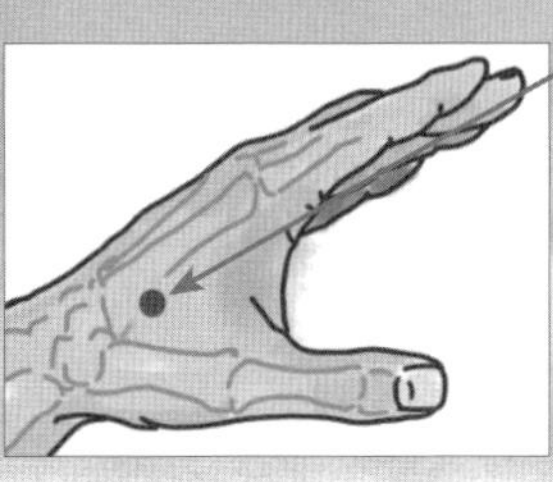

合谷【ごうこく】

手の甲側で、親指と人差し指の付け根の間。

〈ケアのコツ〉
親指をツボにあて、人差し指の骨のほうに向かって押す。痛気持ちいい強さで。

おすすめの食材

菜の花、春菊、梨、銀杏《ぎんなん》、ビワ、金柑《きんかん》、海苔、豆乳、柿、杏仁《きょうにん》

咳《せき》

「潤す・鎮める・温める」でのどを大切に

咳は、夜の寝入りばななどリラックスしているときほどひどくなります。しかも止めようとするほどこみ上げてくるから、じつにやっかいですね。

咳の原因は、五臓の「肺《はい》」の不調。その奥には、①のどの乾燥、②呼吸器の冷え、③「肺」の気巡りの乱れの3つの要素がひそんでいます。薬膳や養生《ようじょう》では、これらをケアすることが何より重要です。

のどの乾燥がひどい咳、いわゆる空咳《からせき》は、外気が乾燥する秋から冬に多くみられます。のどに痰《たん》がからまって咳払いしたくなることがありますが、これも乾燥のサイン。空咳が出るときは、「肺」を潤す食材が効果的です。

おすすめは、ナシ、ブドウなどのフルーツや豆乳、はちみつなど。また、杏仁豆腐《あんにんどうふ》に使う甜杏仁《てんきょうにん》は、咳止めに用いられる生薬の仲間。食べるとのどが潤い、楽になるでしょう。

いっぽう、痰の多い咳には、咳を止めると同時に痰を取り除くケアを加えます。おすすめは、ワカメ、海苔などの海藻類や、アサリ、はまぐりなどの貝類。春菊、タケノコ、里イモなどもよいでしょう。

痰がある場合もない場合も、呼吸器の冷えには要注意。寒い冬場や、夏場のエアコンが効いた室内では、首、胸元をストールなどで温めてみてください。就寝時にもタオル1枚巻いておくと、咳き込む頻度が少なくなるでしょう。

また、咳がくり返しこみ上げてくるときは、つき上げる「肺」の動きを降ろし、鎮めてあげる必要があります。有効な食材は、ダイコンとカブ。いずれも消化を助ける作用がありますが、じつは「肺」を落ち着かせる優秀食材で、くり返す咳を穏やかに鎮めてくれます。

咳にいい食材は、のどのケアにもなります。声を出すお仕事の方のセルフケアにも、ぜひ取り入れてください。

おすすめの薬膳レシピ

春菊とアサリの酒蒸し

【材料】（2人分）
・アサリ　20個
・春菊　1把
・ニンニク　1片
・大葉　3枚
・オリーブオイル　大さじ1
・酒　大さじ2

【作り方】
❶ アサリは塩水（分量外）に浸して砂抜き。春菊はざく切りに、ニンニクはみじん切りに、大葉は千切りにする。
❷ フライパンにオリーブオイルとニンニクを入れて火にかけ、香りがたったらアサリ、春菊、酒を加えてフタをする。アサリの殻が開いたら出来上がり。

ダイコン飴《あめ》

【材料】（作りやすい分量）
・ダイコン　1/4本
・はちみつ　適量

【作り方】
❶ ダイコンは皮をむき、2㎝角に切る。
❷ 保存容器に❶を入れ、全体がかぶるくらいのはちみつを注ぎ入れる。
❸ 冷蔵庫で一晩おき、水が出てきたらOK。エキスをそのまま飲むか、お湯で割って飲む。

咳に効果のあるツボ

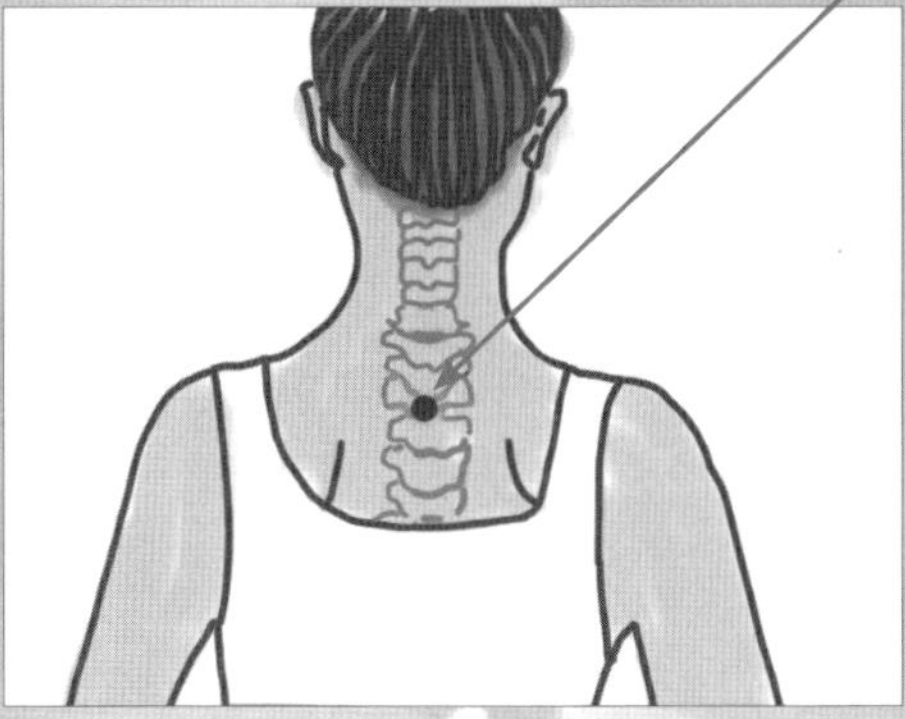

身柱【しんちゅう】

首の後ろの付け根にある大きく飛び出た骨から背骨3個下。

〈ケアのコツ〉
邪気《じゃき》の入り口といわれる場所。使い捨てカイロを貼るなどして冷やさないようにする。

冷え

おすすめの食材

ニラ、唐辛子、コショウ、山椒《さんしょう》、シナモン、アジ、鮭《さけ》、エビ、黒砂糖、クルミ、羊肉

冷え体質克服のカギは「温活＋巡活」

年齢、性別を問わず、冷えを抱える人は非常に多いと思います。下半身、指先、おなかや腰など、冷える部位はさまざま。季節を問わず冷えている人も少なくありません。

東洋医学において、冷えの原因は大きく2つ。ひとつは、体温調節機能である「陽《よう》」の力が低下して、温める力自体が減っていること。もうひとつは、「気《き》」や「血《けつ》」を巡らす機能が滞《とどこお》り、全身に気血が行き渡らないこと。多くの場合、2つの原因の両方が存在していると考えて正解です。冷えを解消するには、体を温める「温活《おんかつ》」と、巡りをよくする「巡活《じゅんかつ》」の2つが不可欠です。

「温活」では、カイロや下着で物理的に温めることも大切ですが、薬膳の知恵を使えば内側から温めることができます。おすすめは、消化器官があるおなかを温める食材。ニラ、唐辛子、シナモン、コショウ、鮭、アジなどがこれにあたります。

また、長年の冷え性や、加齢により冷えが進んでしまった方には、本来、体に備わっている「陽」の力を補い、〝温め力〟の強化を図ることが必要。それには、羊肉、クルミ、エビなどがおすすめです。いっぽう「巡活」では、ストレスをためないことが何より重要。イライラしやすい人は、「気」の停滞が起こりやすいので、深呼吸したり、ストレッチで体を緩めたりして、心身を伸びやかに保ってください。薬膳では、タマネギ、ラッキョウ、柚子などの柑橘《かんきつ》類が「気」の巡りを促してくれます。

最近の研究で、シナモンをとると末梢血管の流れがよくなることがわかってきました。また、唐辛子、山椒《さんしょう》、柚子などが入った七味唐辛子は、「温活」と「巡活」を同時にかなえてくれます。そこで、食卓にシナモンパウダーと七味を常備してはいかがでしょう。いつもの料理に手軽にトッピングして、内側から体質改善を図ってください。

おすすめの薬膳レシピ

黒糖入りシナモンチャイ

【材料】（２人分）
・紅茶　小さじ１
・シナモンパウダー　適量
・黒糖　小さじ１

【作り方】

❶ 鍋に水300ccを入れて火にかけ、沸騰したら茶葉と黒糖を加えて１～2分煎じる。
❷ シナモンパウダーを加えてひと混ぜする。

羊肉の黒コショウ焼き

【材料】（作りやすい分量）
・羊肉（ラムチョップ）　4本
・タマネギ　1/2個
・ニンニク　1片
・あらびき黒コショウ　大さじ1
・砂糖、塩　各少々
・オリーブ油　小さじ2

【作り方】

❶ タマネギは繊維に逆らって１㎝の薄切り、ニンニクはみじん切りにする。
❷ 羊肉の両面に砂糖、塩の順番にまぶす。片面に、黒コショウをまぶし、手で軽く押さえる。
❸ フライパンに半量のオリーブ油を入れて温め、タマネギを炒め、透き通ったらあげる。
❹ 残りの油とニンニクを入れ、羊肉のコショウ面から中火で焼く。火が通ったら裏返して火を通し、❸とともに盛り付ける。

冷えに効果のあるグッズ

おなかを温める「レンチン糠枕《ぬかまくら》」

手作りの温めグッズです。二重にした布袋をつくり、中に炒《い》り糠《ぬか》、乾燥した豆などを適量入れ、縫い合わせて枕状にします。

レンジで１分～１分半ほど加熱したら、ホカホカのホットパックに。寝るときにおなかにのせると、体が芯から温まります。

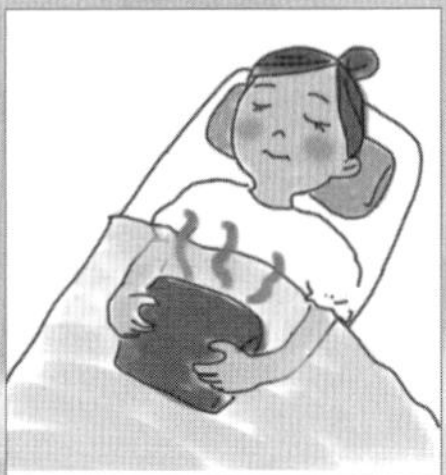

おすすめの食材

クコの実、菊の花、ミント、ハブ茶、レバー、ホウレン草、ニンジン、卵、アワビ

目の疲れ

スマホ疲れの目には潤い補給が必要

パソコンやスマートフォンなしには日常生活が送れなくなった昨今、目は毎日ブルーライトを浴び、休む間もなく酷使されています。リモートワークの増加で、目を労わるケアは今まで以上に意識して行う必要があります。

眼精疲労の原因で最も多いのは、パソコンやスマートフォン。これらを長時間見続けると、ピント調節をする目の筋肉が硬くなり、眼精疲労を起こしやすくなります。さらに、作業に集中するとまばたきの回数も減少し、目の乾燥がますます進みます。試しに目を閉じてみてください。目が潤って楽になる感じはしませんか? 楽になった人は、ドライアイが進んでいる証拠。ひどくなる前にいたわってあげる必要があるでしょう。

東洋医学では、目に関係があるのは五臓の「肝《かん》」。「肝」は「血《けつ》」を貯蔵する場所なので、目が疲れているときは「血」を補うことが重要とされます。また、目の疲れは乾燥を伴うので、潤い成分である「津液《しんえき》」を補うことも不可欠。薬膳では、それを意識して食材を選んでいきます。

眼精疲労で最もおすすめの食材は、クコの実です。クコの実は、別名「ゴジベリー」。最近は、エイジングケアにいいドライフルーツとして人気です。漢方では「枸杞子《くこし》」といい、加齢による「血」や「津液」の不足を補う代表食材。「肝」に蓄えられる「血」を補うことから、特に目を健やかにする食材として知られています。中華料理では、2~3粒を彩り程度に使いますが、薬膳効果を狙うなら一日15~20粒くらいとってください。

そのほか、「血」を補う食材のニンジンやホウレン草、レバーなども目を使う人にはおすすめ。これらは、クコの実より取り入れやすいと思います。パソコンで根《こん》を詰めてしまったときは、目薬に加え、ぜひ食事からも目を養ってあげてください。

おすすめの薬膳レシピ

クコの実ヨーグルト

【材料】（作りやすい分量）
・クコの実　30粒
・プレーンヨーグルト　200g

【作り方】
❶ ヨーグルトにクコの実を入れてさっくり混ぜ、冷蔵庫で一晩おく（好みで干しブドウなどのドライフルーツを加えても）。
❷ クコの実がやわらかくなれば出来上がり。

菊の花のおひたし

【材料】（2人分）
・食用菊　100g
・三つ葉　5本
・酢　少々
・塩　ひとつまみ
・削り節　適量
・醤油　少々

【作り方】
❶ 食用菊は花びらをバラバラにとる（芯は除く）。三つ葉は3cm長さに切る。
❷ 沸騰させたお湯に酢を加えて食用菊を入れ、花びらがふっくらしたら冷水にとって絞る。
❸ 沸騰させたお湯に塩を加えて三つ葉を1分ほどゆで、冷水にとって絞る。
❹ ❷と❸を合わせ、器に盛り、削り節をのせて醤油をかける。

目の疲れに効果のあるツボ

攅竹【さんちく】
晴明の真上で、眉頭の内側にあるくぼみ。

睛明【せいめい】
目を閉じ、目頭から少し内側に入った点。

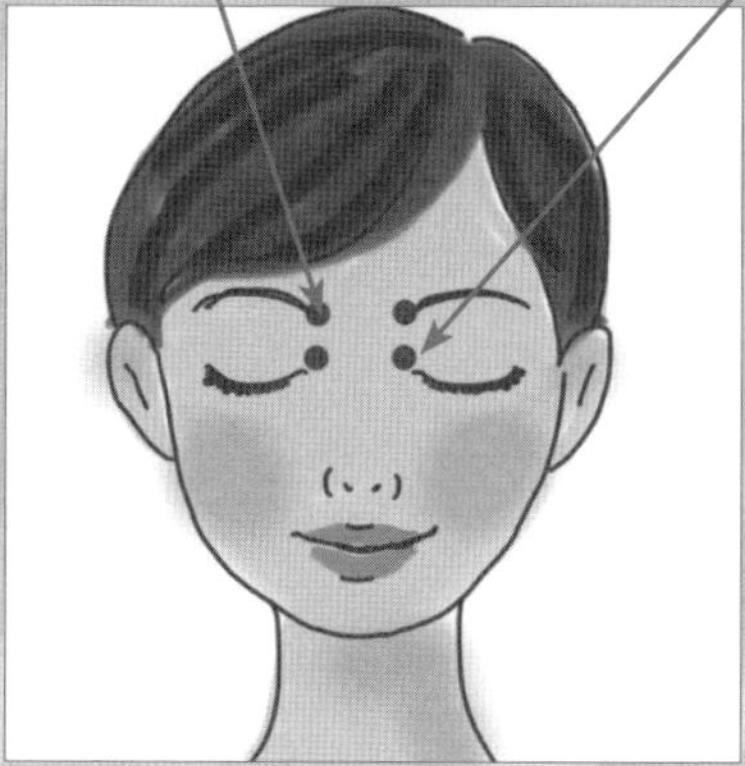

〈ケアのコツ〉
目を閉じた状態で指の腹をツボにあて、軽くジワーッと刺激。湯船の中でやると、目が潤って疲れがとれる。

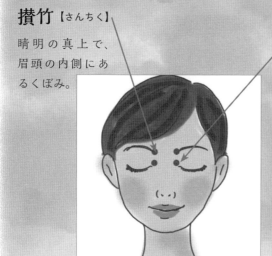

おすすめの食材

ターメリック、チンゲンサイ、ナス、クワイ、キクラゲ、タマネギ、ラッキョウ、酢、柑橘《かんきつ》類、セロリ、トマト、こんにゃく、海藻類

肥満
メタボ体質

血液サラサラ食材で健康をサポート

健康診断や人間ドックで、血圧や中性脂肪の数値を指摘されたことはありませんか？内臓脂肪型肥満に、高血圧、高血糖、脂質異常が加わると、いわゆるメタボリックシンドロームに。心臓病、脳卒中などの心血管疾患になりやすい危険信号で、予防のための生活改善が必要となります。

食事と運動によるエネルギー管理については、保健師や栄養士の指導に従うことが第一ですが、そのうえで、薬膳の知恵も取り入れてみてください。

病気を引き起こす動脈硬化は、血管の中を流れる血液がドロドロになり、流れにくくなる病気です。このような状態を、東洋医学では「瘀血《おけつ》」といいます。「血《けつ》」を巡らせるのは、生命活動の要《かなめ》である「気《き》」の働きですから、「瘀血」を予防するには気血の巡りをよくすることが欠かせません。

メタボ傾向の肥満に最もおすすめしたい食材は、タマネギとラッキョウ。いずれも独特の辛味があり、この辛味成分が、血液サラサラに貢献することがわかっています。薬膳においては、両方とも「気」の巡りを促す食材。特にラッキョウは別名「薤白《がいはく》」といって生薬でもあります。

さらに加えたいのが、「血」の巡りをよくするターメリック。日本では健康食品の「ウコン」としておなじみです。カレー粉のメインであるターメリックは、「血」を巡らせる食材の中でも手軽に取り入れられるもののひとつ。血液循環に働くので、月経の悩みや肩こりのある女性にもおすすめです。食卓では、カレーにラッキョウがつきもの。この２つ、血液サラサラの名コンビなのですね！

「瘀血」はさまざまな病気の引き金になるので、肥満やメタボ以外の方も要注意です。血液サラサラ食材をこまめにとって、病気になりにくい体を目指しましょう。

おすすめの薬膳レシピ

タマネギとイワシの甘酢漬け

【材料】（2人分）
・オイルサーディン　1缶
・タマネギ　1/2個
・柚子の皮　少々
〈甘酢〉
・酢　100ml
・砂糖　100g
・塩　小さじ1/2

【作り方】
❶タマネギは繊維に逆らってスライス、柚子の皮は千切りにする。
❷鍋に〈甘酢〉の材料を入れて煮立て、砂糖を溶かす。
❸保存容器にオイルサーディンを並べ、タマネギ、柚子の皮を散らす。❷を熱いうちにかけ、30分以上漬ける。

ラッキョウとワカメの和え物

【材料】（作りやすい分量）
・甘酢ラッキョウ（市販品）　100g
・甘酢ラッキョウの汁　小さじ2
・ワカメ（乾燥）　5g
・釜揚げしらす　30g
・和からし　少々
・醤油　少々

【作り方】
❶ラッキョウは縦にスライス、ワカメは水で戻し、サッとゆがいて3㎝長さに切る。
❷甘酢ラッキョウの汁に和からしと醤油を加えて溶いておく。
❸ボウルに❶と釜揚げしらす、❷を入れ、全体を和える。

肥満に効果のある体操

寝たままできる血流UP体操

仰向けに寝て手足を天井に向かって伸ばし、力を抜いてブラブラ動かす「ゴキブリ体操」。

末端に滞《とどこお》った血液を戻す効果があり、瘀血の予防におすすめです。

寝る前、起床時に習慣づけてください。

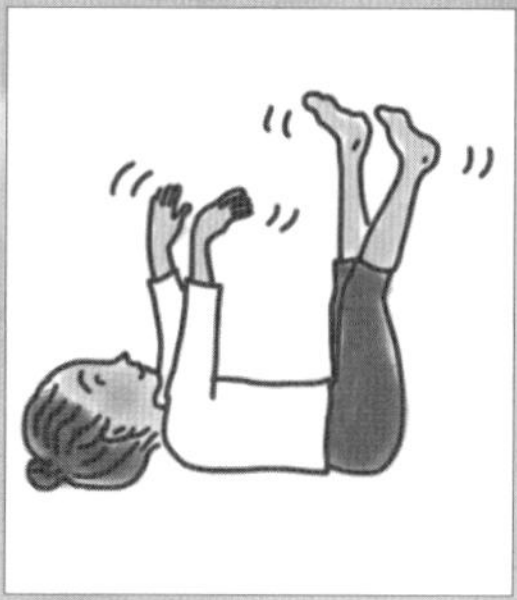

おすすめの食材

小豆《あずき》、大豆《だいず》、枝豆、ソラ豆、ハトムギ、トウモロコシ、冬瓜《とうがん》、白魚《しらうお》、鯉《こい》、ハモ、はまぐり、豆乳、海藻類

むくみ

食事と運動で水はけのいい体に

むくみやすい人は、第2章でお話しした「痰湿《たんしつ》体質」（40ページ）。日本人にはこのタイプの人が非常に多くみられます。それには、いくつかの理由があると私は考えます。

まず、梅雨から秋のはじめまでの蒸し暑い気候。そして、四方を海に囲まれた島国であるという地理的な特徴。日本列島には、絶えず海からの湿った風が入ってくるので、湿気にさらされ、水を溜め込みやすいのではないかと思います。

また、日本人は一般的に筋肉がつきにくい体質。筋肉、特にふくらはぎの筋肉は、末端の水分を回収する静脈のポンプ役で、筋肉不足だと、その機能が十分に働かず、余分な水が溜まってしまうのです。リモートワークで家から一歩も出ず、座りっぱなしで一日を過ごせば、足がむくむのも当然です。

さらに、日本が誇る和食にも、むくみにつながる遠因があります。水分を必要なところに届けるのは消化機能をつかさどる五臓の「脾《ひ》」の働きなのですが、甘い味をとりすぎると「脾」が消耗し、水はけの悪い体になってしまうのです。煮物、酢の物など日本食は意外と砂糖を多く使うもの。これもむくみを招く原因かもしれません。

そこで、薬膳でむくみ解消を！　最もおすすめしたいのは小豆《あずき》です。小豆は、水分代謝を助け体の湿気を取り除いてくれる作用がピカイチ。ただし、お砂糖をたっぷり使ったあんこにしてしまうと、効果が発揮されません。むくみ対策としては、一度乾煎《からい》りして煎じ「小豆茶」として飲むか、砂糖を入れない「煮小豆」を常備してご飯や料理に加えるのがおすすめ。「煮小豆」は冷凍保存もできるので、作っておくと手軽に使えるでしょう。

日本人に多いむくみですが、腎臓や心臓の病気からくるものも。動悸《どうき》やひどい倦怠感《けんたいかん》などが続く場合は、一度医師にご相談ください。

おすすめの薬膳レシピ

甘くない「煮小豆」

【材料】（作りやすい分量）
・小豆　150g
・塩　小さじ1/2

【作り方】
❶ 小豆はよく洗って鍋に入れ、かぶるくらいの水を加えて中火にかける。沸騰したら弱火にして、水を足しながら40分ほど煮る。
❷ 豆がやわらかくなったら塩を加え、煮詰めて水分をとばす。冷蔵で1週間、冷凍で2カ月程度保存可能。

カボチャと小豆の煮物

【材料】（2人分）
＊甘くない「煮小豆」を使って
・カボチャ　300g
・煮小豆　150g
・塩　少々

【作り方】
❶ カボチャは大きめの一口大に切る。
❷ 鍋に❶と水250ccを加え、中火でややかためにゆでる。
❸ 煮小豆を加えて、弱火で10分煮たら、塩で味を調える。

むくみに効果のあるツボ

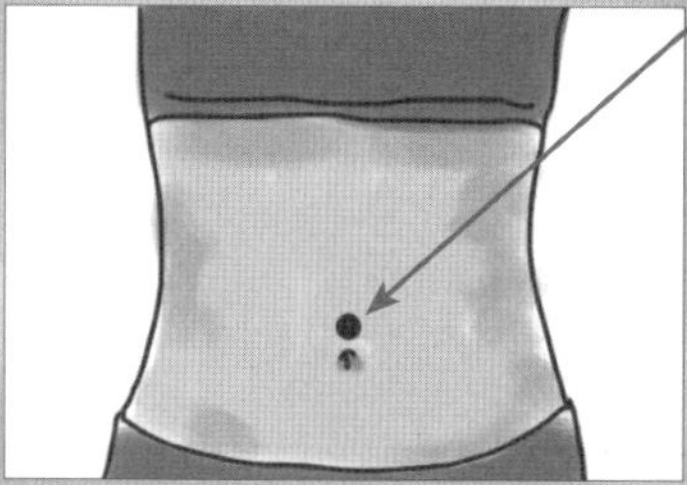

水分【すいぶん】

へその指幅1本上の点。

〈ケアのコツ〉
水分からへそ周辺を温めると効果アップ。

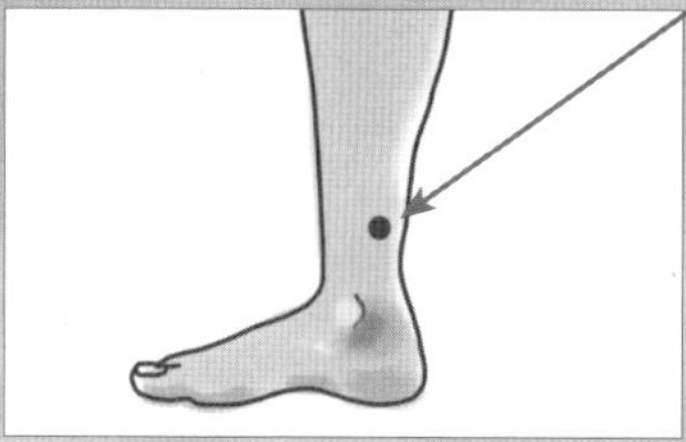

復溜【ふくりゅう】

足の内側で、アキレス腱の前際。内くるぶしの中央から指幅3本上がったところ。

〈ケアのコツ〉
親指をツボにあて、アキレス腱を指ではさむようにして押す。

おすすめの食材

ゴボウ、バナナ、大豆、麹《こうじ》、みそ、チーズ、こんにゃく、きのこ類、ホウレン草、ナッツ類、パイナップル、アロエ

便秘

3方向から腸内環境を改善する

伝統的な中国医学では、便秘をいくつかのタイプに分けて考えます。しかし、現代人の便秘において最も重要なのは、腸内環境の改善。ここでは、そんな新しい視点を加えながら、便秘の薬膳を考えていきましょう。

❶食物繊維をとる

食物繊維には、不溶性と水溶性の2種類があります。不溶性食物繊維は、便のカサを増やすことで腸壁を刺激し、腸の動きを促すもの。水溶性食物繊維は、水に溶けて便をやわらかくし、老廃物の排出を促すもの。どちらも重要です。

薬膳では、セロリ、ホウレン草、こんにゃく、キクラゲなど食物繊維が豊富な野菜、きのこ類が便秘によいとされています。

❷適度な油をとる

良質な油は、腸壁と便の間で潤滑油《じゅんかつゆ》の働きをするとして、便通改善に推奨されています。

薬膳にも似たような考え方があり、クルミ、ゴマ、ピーナッツなど油分を含むナッツ類が総じて便秘にいい食材とされています。

また、牛乳やチーズも便秘におすすめ。これも、適度な乳脂肪を含むからなのかもしれません。

❸腸の善玉菌《ぜんだまきん》とそのエサをとる

体に有用な善玉菌を補うことができる発酵《はっこう》食品。薬膳では、発酵食品は消化を助けるとされており、その代表が麹《こうじ》です。

さらに、腸内の善玉菌を育てるには、エサとなるオリゴ糖をとることも重要。オリゴ糖は、ゴボウ、バナナ、大豆《だいず》などの豆類に豊富。組み合わせてとることで善玉菌優位な腸内環境を保持できるでしょう。

最新の情報に基づく3つの視点には、薬膳で推奨される食材が多数含まれることがわかりました。

左ページに紹介する生活改善も加え、健康な排便習慣を身につけましょう。

おすすめの薬膳レシピ

ゴボウとこんにゃくの炒め

【材料】（2人分）
- ・ゴボウ　1/2本
- ・糸こんにゃく　200g
- ・ショウガ　1/2片
- ・ごま油　小さじ1
- ・醤油　大さじ2
- ・みりん　大さじ1
- ・砂糖　大さじ1
- ・酒　大さじ2
- ・七味唐辛子　少々

【作り方】

❶ ゴボウは泥を落としてささがきにし、水にさらす。糸こんにゃくは塩もみし、水で洗って食べやすい長さに切る。ショウガはみじん切りに。

❷ フライパンにごま油を入れて火にかけ、ゴボウ、糸こんにゃく、砂糖を入れて炒める。ゴボウがしんなりしたら、醤油、酒、みりんを加え煮詰める。

❸ 汁気がなくなったら七味唐辛子をふる。

きな粉バナナジュース

【材料】（1人分）
- ・バナナ　1/2本
- ・きな粉　大さじ1
- ・豆乳　200ml

【作り方】

❶ バナナは皮をむき適当な大きさにカットする。

❷ すべての材料をミキサーにかける。

便秘に効果のある生活改善

お通じルーティーンをつくろう！

お通じに必要なのは健全な便意。「出したい」という腸からの合図にこたえれば、自然な排便が実現します。特に慢性便秘の方は、下の4つを心がけてください。

- トイレに行く時間を確保するため、早めに起床する
- 朝起きたら水か白湯《さゆ》を飲み、腸を刺激する
- 朝食をとり、便意が起きたら我慢せずトイレへ
- トイレに座ってなかなか出ないときは、少し前かがみになって上巨虚《じょうこきょ》のツボ（右図）を押してみて！

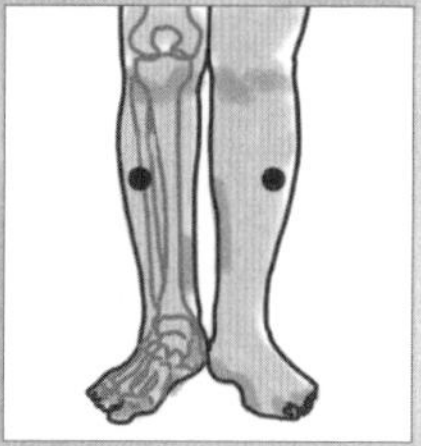

上巨虚の位置は膝蓋骨《しつがいこつ》（膝《ひざ》のお皿）の外側すぐ下にあるくぼみから下がった点。すねの真ん中より少し上。

おすすめの食材

米、イモ類、インゲン、カボチャ、きのこ類、キャベツ、ニンジン、ホウレン草、ブドウ、鶏肉、牛肉、レバー、卵、牛乳、はちみつ

慢性疲労

ひどい疲れの裏には精神的疲労がある

体が疲れて動くのもつらい。そんな経験はありませんか？　仕事や運動での一時的な疲労は、休養や睡眠で回復します。問題なのは慢性疲労。ぐっすり寝た朝も疲れがとれない、休みの日は昼まで寝てしまう。そんな方は、慢性疲労に陥っている可能性大です。

慢性疲労の裏には、必ずといっていいほど精神的な要素が存在します。ちょっとしたミスでへこんだり、何気ないひと言がいつまでも心にひっかかったり、人の成功を素直に喜べなかったり。仏のような人でも、心がつらくなることや、ざわつくことは日々起こります。じつは、それらが、疲労感を増大させるのです。そんなとき、どうすればよいか…。

薬膳でも一般の食養生《ようじょう》でも、甘いお菓子は〝食べ過ぎ注意〟ですが、こういうときこそは、甘い幸せは必要！　私はそう考えます。

甘い味のもつ働きのひとつに、〝緩急《かんきゅう》〟という作用があります。緩急の「急」は、激しさ、苦しさという意味。甘味をとると、それが緩《ゆる》むのです。さらに、甘味には消化機能を元気にする働きがありますから、疲れた心と体を優しく癒《いや》し、エネルギーをチャージできるというわけ。

市販のお菓子もよいのですが、気分転換をかねて、手作りスイーツはいかがでしょう。おすすめの食材は、カボチャ、サツマイモ。いずれも「気《き》」を補う性質があり、疲労回復にはもってこいの食材です。砂糖を加えなくても、自然な甘味で十分に幸せ気分になれるし、ひと手間加えれば手軽なスイーツとして楽しめますよ。

疲れを溜めない秘訣は、適当なところで「ま、いいか！」と思うこと。そして、スッキリ切り替えて一歩進むこと。「甘味でほっこり」は、そんなときの優しいスイッチになります。ダイエット中でも、ときには「ま、いいか！」で、心と体を緩めてあげてください。

おすすめの薬膳レシピ

サツマイモとレーズンの茶巾《ちゃきん》絞り

【材料】（2人分）
・サツマイモ　中1本
・レーズン　30g
・メイプルシロップ　小さじ1/4
・牛乳　大さじ1

【作り方】
❶サツマイモはやわらかくゆでて熱いうちに皮をむき、マッシャーかフォークの背でつぶす。
❷❶にレーズン、メイプルシロップ、牛乳を加えてよく混ぜる。
❸❷を4等分し、小さくカットしたラップにのせて茶巾に絞る。

シナモンはちみつミルク

【材料】（1人分）
・牛乳　200ml
・はちみつ　小さじ1/2
・シナモンパウダー　適量

【作り方】
❶牛乳を鍋に入れて火にかけ、はちみつを加えて温める。
❷シナモンパウダーを加え、ひと混ぜする。

慢性疲労に効果のあるツボ

足三里【あしさんり】

膝蓋骨《しつがいこつ》の外側すぐ下にあるくぼみから指幅4本下がった点。

〈ケアのコツ〉
指の腹をツボにあて、気持ちいい強さで押す。元気の出るツボなので、セルフ灸（台座灸）を習慣にするのもおすすめ。

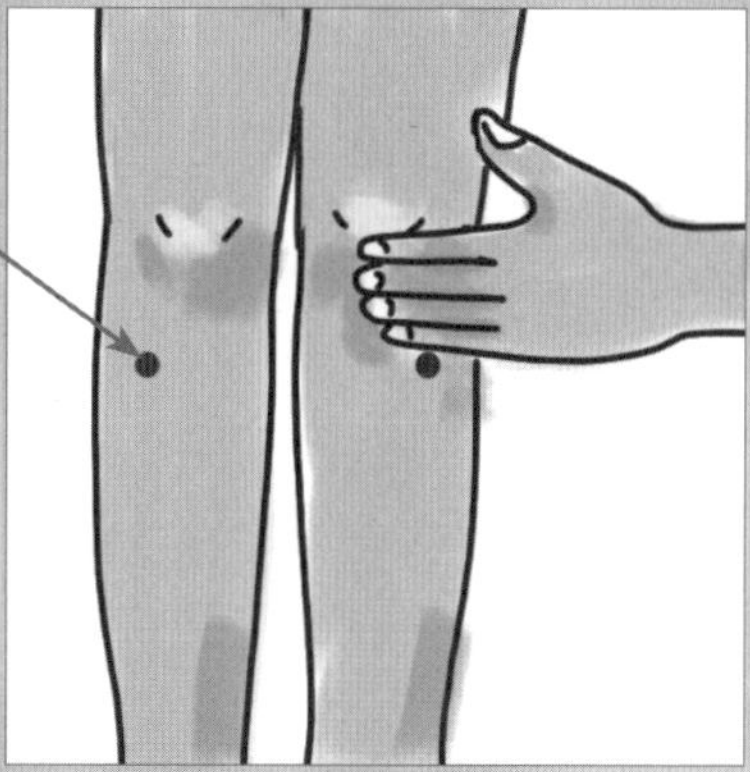

二日酔い

おすすめの食材

シジミ、マグロ、ダイコン、ソバ、カブ、オクラ、タマネギ、エンドウ豆、柑橘《かんきつ》類、海藻類、リンゴ、豆乳、みそ

ダイコンと海藻で停滞を素早く降ろす

楽しくてついつい飲み過ぎてしまうと、翌朝が大変！　苦しい二日酔いは、まず予防が第一。そのうえで、なってしまったときの対策を覚えておきましょう。

アルコールは肝臓で処理されます。二日酔いを防ぐためには、自分の処理能力を超えないこと、そして肝臓の機能を助けることが大切です。

二日酔い対策といってすぐに思い浮かぶのはシジミ。薬膳でも、シジミは解毒《げどく》作用にすぐれ、五臓の「肝《かん》」を助ける食材です。その理由は、シジミに含まれるオルニチンという成分。オルニチンには、アルコールが分解されてできる有害物質アセトアルデヒドの分解を助ける働きがあるのです。オルニチンは、シジミ以外に、きのこ、マグロ、チーズなどにも豊富に含まれます。

ただし、これらは二日酔いになってしまってから食べても効果なし！　お酒を飲むときは、おつまみとしてシジミやマグロなどを食べるのが得策です。

では、お酒を飲み過ぎた翌日、二日酔いになってしまったらどうすればよいでしょう。おすすめの薬膳食材はダイコンとソバです。二日酔いのときは、おなかの内容物が停滞し、吐き気がしますよね。消化酵素をたっぷり含むダイコンは、薬膳でも消化を助ける食材の代表格。ソバにも、未消化物をすみやかに降ろす働きがあります。二日酔いの日、気持ち悪さが少し落ち着いたら、さっぱりとして食べやすいおろしソバを！　もちろん、飲んだ後の締めに食べるのもおすすめです。

また、アルコールを分解するには水が必要。脱水症状を防ぐことは二日酔い予防の鉄則です。お酒を飲むときには、同時に水分をこまめに補給すること。のどが渇いてからでは遅いので、酔っぱらう前から意識しておきましょう。

おすすめの薬膳レシピ

シジミとワカメのみそ汁

【材料】（2人分）
・シジミ　200g
・だし昆布　5㎝
・ワカメ（乾燥）　小さじ1
・酒　小さじ1
・みそ　大さじ1と1/2

【作り方】
❶ シジミは薄い塩水に浸して砂抜きし、流水で殻をよく洗う。
❷ 鍋に水500ml、だし昆布、シジミを入れて弱火にかけ、アクをとりながら5分ほど煮る。
❸ シジミの殻が完全に開いたら昆布を取り除き、酒を加え、みそを溶かす。
❹ ワカメを加えて、火が通ったら出来上がり。

なめこおろしソバ

【材料】（1人分）
・ソバ（乾麺）　100g
・ダイコン　100g
・なめこ　30g
・長ネギ　2㎝
・大葉　2枚
・麺つゆ（ストレートタイプ）　適量

【作り方】
❶ たっぷりの水を鍋に入れて沸かし、ソバをゆでる。ゆであがったら冷水にとり、ぬめりを洗う。
❷ ダイコンは皮をむいておろす。なめこは1分ゆでてざるに上げる。長ネギは小口切り、大葉は千切りに。
❸ 皿に❶を盛り、ダイコンおろし、ネギ、大葉をのせて麺つゆをかける。

二日酔いに効果のあるツボ

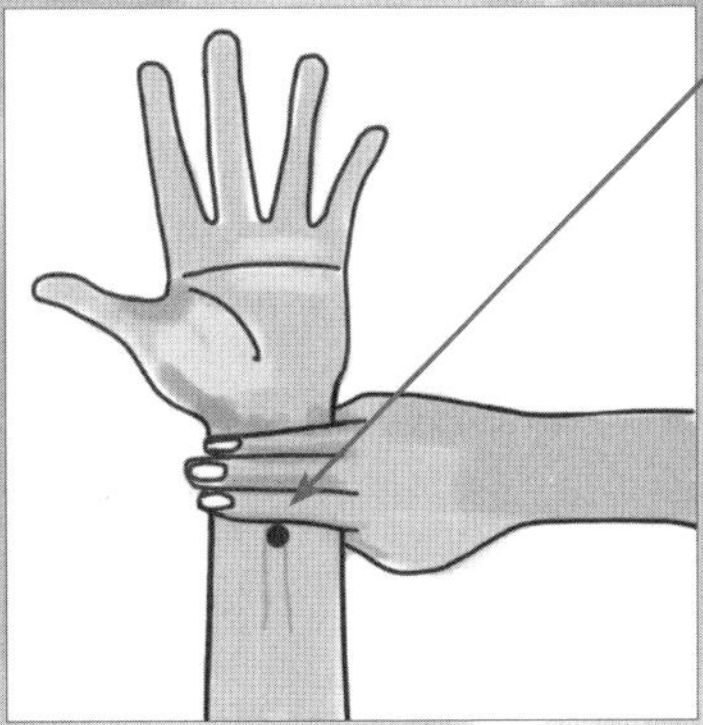

内関【ないかん】

手のひら側で手首の曲がりジワから指幅3本上がったところ。2本の太いすじの間。

〈ケアのコツ〉
親指の腹をツボにあて、ジワーッと押す。吐き気がしたときに押すと効果的。乗り物酔いにも。

おすすめの食材

タマネギ、ラッキョウ、エンドウ豆、柑橘《かんきつ》類、ソバ、小麦、ジャスミン茶、ミントなどのハーブ、シソ、ショウガ、パクチー

イライラ 抑うつ

甘味、苦味、いい香りでイライラ解消

頭痛、めまい、不眠、疲労感など、原因不明の不調を不定愁訴《ふていしゅうそ》といい、多くの場合、ストレスが関係しています。

精神的な問題を、まとめて「ストレス」と呼びますが、東洋医学では感情の動きを「怒《ど》・喜《き》・憂《ゆう》・思《し》・悲《ひ》・恐《きょう》・驚《きょう》」の7つ（七情《しちじょう》）に分けてとらえます。それぞれは五臓に関連し、体の中の「気《き》」の運行に大きな影響を与えます。そうして起こった「気」の乱れが、病気を引き起こす重大な原因と考えるのです。面白いですね。七情のなかで、日常のストレスに近いのは、「怒」と「思」でしょう。「怒」はイライラ、「思」はクヨクヨ。それぞれについて、おすすめの薬膳を考えていきましょう。

「怒」が過剰になると、「気」が上昇して五臓の「肝《かん》」を傷めつけます。激怒すると、頭にカーッと血が上り、ひどいとクラクラしたりする、あの感覚です。そんなイライラしやすい人におすすめしたいのは、ジャスミンやミントのお茶で、これらは、「肝」に作用します。ジャスミンは「気」の巡りをよくし、香りの作用で緊張をほぐします。ミントは停滞した「気」を発散させ、熱を冷まします。ミントのガムやタブレットで気分が爽快になるのは、薬膳的にも理にかなっているんですね。

「思」が過剰になると、「気」が結滞《けったい》して活発に働かなくなり、ふさぎ込みがちになります。「思」は五臓の「脾《ひ》」を傷めるので、食欲は減退し、ときには、飲み込むとのどに何かが詰まるような症状が出ることもあります。東洋医学ではこれを「梅核気《ばいかくき》」といいます。「梅核気」は、「脾」の機能低下で津液《しんえき》の代謝が滞ったしるし。停滞をとるには、春菊、タマネギ、ソバ、エンドウ豆、柑橘《かんきつ》類、ダイコンなどがおすすめです。

精神的な問題は肉体を動かすことも〝薬〟に。散歩、深呼吸、部屋の模様替えなどで気分転換を図るとスッキリするでしょう。

おすすめの薬膳レシピ

スナップエンドウと柑橘のサラダ

【材料】（2人分）
・スナップエンドウ　10本
・クレソン　3株
・デコポン　1個
〈ドレッシング〉
・オリーブ油　大さじ1
・デコポン果汁　大さじ1
・マスタード　小さじ1 1/2
・はちみつ　少々
・塩・コショウ　少々

【作り方】
❶ スナップエンドウはヘタとすじを取り、塩ゆでして冷水にとり、半分に切る。
❷ クレソンは葉をちぎり、デコポンは皮をむき、1/3は薄皮をむいて一口大にカット。残りは果汁をしぼる。
❸ ボウルに〈ドレッシング〉の材料を入れて混ぜ、❶、❷を加えサッと和える。

柚子ダイコン漬け

【材料】（作りやすい分量）
・ダイコン　1/2本
・柚子　1個
・鷹の爪　1本
〈漬け汁〉
・柚子果汁　1個分
・砂糖　大さじ3
・塩　小さじ1弱
・酢　大さじ1

【作り方】
❶ ダイコンは皮をむいて、5㎜厚さのいちょう切り。柚子は皮を包丁でむき千切りにし、種を除いて果汁をしぼる。鷹の爪は種を除いておく。
❷ ボウルに〈漬け汁〉の材料を入れてよく混ぜ、ダイコンと鷹の爪を加える。保存袋などに入れ、冷蔵庫で2～3時間おき、味をなじませる。

精神を落ち着かせるポーズ

夜のリラックスポーズ

イライラを鎮めるのにおすすめのポーズです。壁にお尻をつけるようにして仰向けになり、足を壁にかけます。このまま深い呼吸をしてリラックス。

お休み前に行えば、血流改善とリラックス効果で、ぐっすり眠れます。

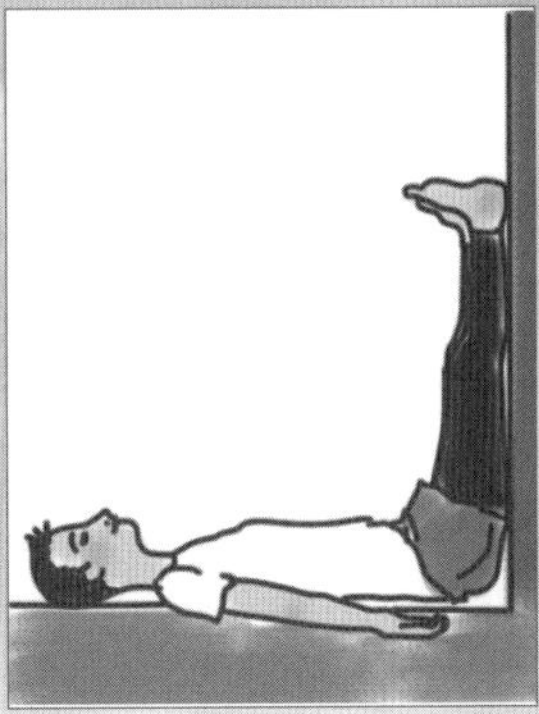

おすすめの食材

エビ、クルミ、羊肉、山イモ、キャベツ、ブロッコリー、牡蠣《かき》、ホタテ貝、卵、黒ゴマ、黒豆

もの忘れ

「まだ若い」年齢から予防を開始！

人の名前が思い出せない、買い物に行ってうっかり買い忘れることがある。物忘れはだれにでもあるものです。

若いころなら〝うっかりミス〟ですみますが、40〜50代になると「認知機能、大丈夫かな？」と心配になりますね。

認知機能を保持する秘訣は、運動、学習、コミュニケーション。これらを行うと、脳のさまざまな分野が使われ、活性化します。活動的で明るく、向上心のある人ほど脳は若々しく保たれるということになります。

東洋医学では、脳は五臓の「腎《じん》」と深い関係があるとされています。「腎」を補う食材の代表は、エビ、クルミ、羊肉、山イモ。なかでもクルミは、パカッと割って出てくる中身が脳みその形に似ていることから、脳を充実させると考えられてきました。

「迷信くさいな…」と感じると思いますが、クルミには血管機能を正常に保つオメガ3脂肪酸が豊富。現代栄養学的にみても、脳の健康をサポートする食材なのです。

山イモは、精をつけるパワフルな食材のイメージがあります。薬膳では「気《き》」を補う食材。ほかのイモ類にない特徴は、五臓の「腎」に作用する点で、「山薬《さんやく》」という名の漢方生薬でもあります。家庭料理では、ジャガイモやサツマイモがよく使われますが、じつは山イモこそ煮て、焼いて、揚げて、そして生でと、調理法は多種多様。一年を通してお店に並ぶので、もっと頻繁に食卓にのせてください。

また、認知機能が低下する裏には、脳の血流の停滞があります。「腎」を補うと同時に、タマネギ、ラッキョウなどの血液サラサラ食材をとることもあわせて行いましょう。

脳の若さを保つには、早いうちに始めて継続することが大事。続けやすいものから、コツコツ食べ始めてください。結果は後からついてくるはず！

おすすめの薬膳レシピ

山イモとタマネギのポテサラ

【材料】(2人分)
・山イモ　200g
・タマネギ(小)　1/2個
・クコの実　30個
・グリーンピース(缶詰)　50g
〈ドレッシング〉
・塩・コショウ　少々
・オリーブ油　小さじ1
・酢　小さじ1

【作り方】
❶ 山イモは皮をむき、ざく切りにしてやわらかくゆでる。ゆで上がったらマッシャーかフォークの背でつぶす。
❷ タマネギは皮をむいてスライスし、サッと水にさらして水気を絞る。
❸ ボウルに〈ドレッシング〉の材料を入れて混ぜ、❶、❷、クコの実、グリーンピースと合わせる。

クルミの温野菜サラダ

【材料】(1人分)
・クルミ　6粒
・カリフラワー　1/4株
・ブロッコリー　1/4株
〈ドレッシング〉
・ヨーグルト　大さじ2
・マスタード　小さじ1
・はちみつ　小さじ1/2
・オリーブ油　大さじ2
・塩・コショウ　少々

【作り方】
❶ ボウルに〈ドレッシング〉の材料を入れ、混ぜておく。
❷ クルミは粗く刻む。カリフラワー、ブロッコリーは、一口大に切り、塩ゆでしてざるに上げる。
❸ 熱いうちに❷を❶のボウルに入れて和える。

もの忘れ、集中力アップに効果のあるツボ

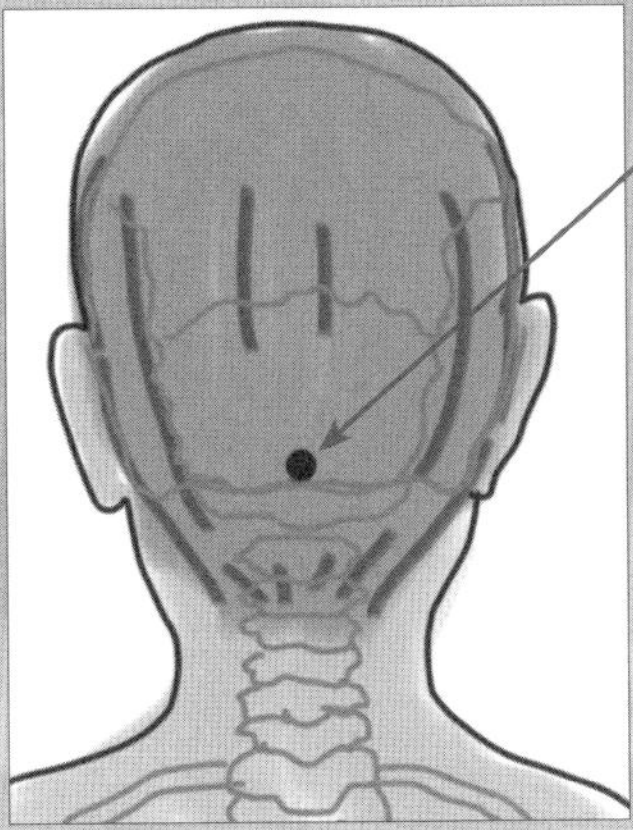

風府【ふうふ】

後頭部のツボ。背骨の中心を首から頭に向かってなで上げ、指が止まるところ。

〈ケアのコツ〉
両手の中指をツボにあてながら、頭を前後に倒すと気持ちよく刺激できる。

月経のトラブル

おすすめの食材

ヨモギ、ホウレン草、ニンジン、ピーナッツ、干しブドウ、イカ、レバー、クコの実、ナツメ、ニラ、シナモン、山椒《さんしょう》

「血《けつ》」の不足と停滞を改善する

月経痛、月経不順など月経のトラブルに共通するのは「血」の異常です。特に厄介なのは、古い血が停滞する瘀血《おけつ》。月経時の経血《けいけつ》の色がどす黒い、レバーのような塊《かたまり》が混じるといった方は、瘀血があると考えてください。

瘀血になる理由は、「血」の不足と「血」の停滞の2つです。「血」の不足は枯渇した川のイメージ。水量が少ない川が勢いを失うように、「血」が不足すれば流れが悪くなります。

「血」の停滞は、生命エネルギーを推し動かす「気」の働きと密接に関連。ストレスが溜まって「気」の運行が滞《とどこお》ると、「血」も停滞してしまいます。月経トラブルを解消するには、この2つをケアする必要があるのです。

月経トラブルには、当帰芍薬散《とうきしゃくやくさん》、加味逍遙《かみしょうよう》散《さん》などの漢方薬が使われます。これらの薬は、「血」を補い、巡らせる働きのある生薬が配合されたもの。

薬膳も、同じような考え方で食材を組み合わせていきましょう。

「血」を補う食材は、ニンジン、ホウレン草、レバー、ピーナッツ、干しブドウなど。薬膳料理に登場するクコの実やナツメにも「血」を補う作用があります。また、シーフードのタコ、イカも「血」を補うとされています。

「血」の巡りをよくする食材には、タマネギ、ラッキョウ、紅花《べにばな》、ターメリックなどがあります。また、不正出血のある人には、異常な出血症状を鎮めるとされる黒キクラゲ、ヨモギ、おからがおすすめ。特にヨモギは、月経トラブルの根底にある冷えも緩和するので、女性全般におすすめしたい食材です。

瘀血は、体が冷えることで悪化します。特に、子宮や卵巣がある骨盤内を冷やさないことが肝腎。日常生活では、おなかや腰を冷やさないよう、服装に注意してください。食生活では、冷たいもの、生ものを控え、温かい料理を中心にとることを心がけましょう。

おすすめの薬膳レシピ

イカニンジン

【材料】（作りやすい分量）
・スルメイカ（細切り） 40g
・ニンジン 中1本
・糸昆布 10g
・酒 大さじ3
・みりん 大さじ3
・醤油 大さじ4

【作り方】
❶ニンジンは5cm長さの千切りにする。
❷鍋に酒、みりんを入れて強火にかけ、アルコールがとんだら火を止めて醤油を加える。
❸保存袋に❶、スルメイカ、糸昆布を入れ、❷を加え、半日～1日おけば出来上がり。

ホウレン草のピーナッツ和え

【材料】（2人分）
・ホウレン草 1把
・ピーナッツバター（加糖） 大さじ1
・ローストピーナッツ 10g
・醤油 小さじ1/2
・塩 少々

【作り方】
❶ホウレン草は、塩ゆで（塩は分量外）して冷水にとり、水気を絞る。ローストピーナッツは包丁で粗く刻む。
❷ボウルにピーナッツバターと醤油、塩を入れて混ぜ、ホウレン草、ピーナッツを加えて和える。

月経のトラブルに効果のあるツボ

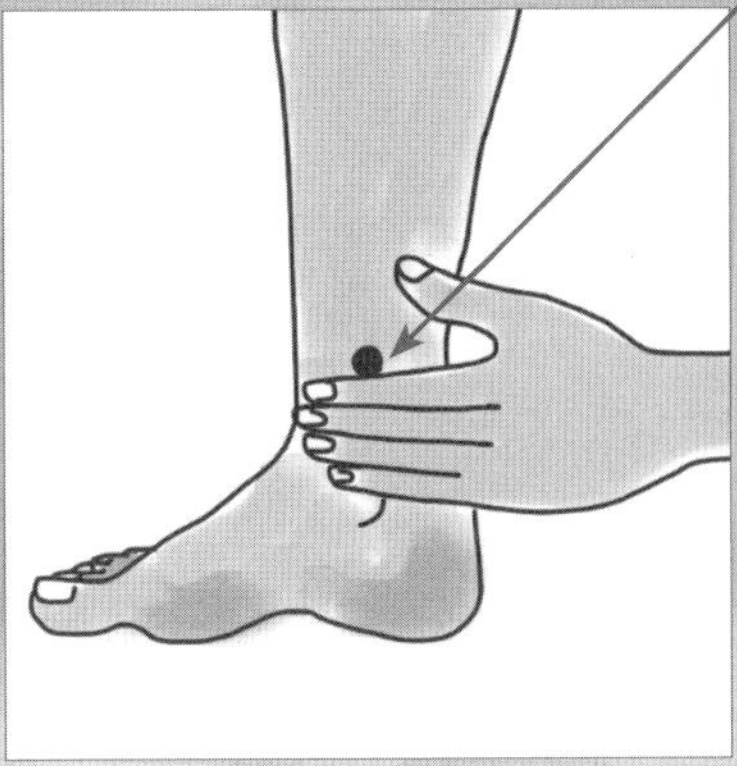

三陰交【さんいんこう】

内くるぶしの中心から指幅4本上がったところ。押すと圧痛がある。

〈ケアのコツ〉
指の腹をツボにあて、気持ちいい強さで押す。特に女性は、元気の出るツボなので、セルフ灸（台座灸）を習慣にするのがおすすめ。

更年期の不調

おすすめの食材

松の実、白キクラゲ、百合根《ゆりね》、アスパラガス、山イモ、小松菜、ゴマ、イチゴ、豚肉、乳製品、卵、牡蠣《かき》、ホタテ貝、ムール貝

「腎《じん》」の低下で陰陽のバランスが衰える

「男性は8の倍数、女性は7の倍数の年に命の節目が来る」。CMで有名になったこのフレーズは、中医学の古典『黄帝内経《こうていだいけい》』に出てきます。ここにある命の節目とは、五臓の「腎」の力のこと。「腎」には、生命エネルギーの大元の力が蓄えられています。その力には、体を温め活発に動かす「陽」の力と、熱を冷まして活動を鎮める「陰」の力の2つがあり、女性の場合、力のピークは28歳（7×4歳）ごろ。30代以降徐々に衰えてきて、49歳（7×7歳）でパワーが尽きるとされます。現代医学でいう更年期は、45〜55歳ですから、まさに、「腎」が尽きる時期と合致しています。

更年期の症状に多いのは、のぼせ、ほてり、イライラ。どれも熱っぽい症状です。これは、加齢による「陰（腎陰《じんいん》）」の低下の表れ。病気ではなく、年齢とともに現れる変化のひとつです。症状の出方には個人差がありますが、40代に入ったら、「腎陰」を補う薬膳を取り入れましょう。おすすめなのは、ゴマ、松の実などのナッツ類と、ホタテ、牡蠣《かき》などの貝類。牛乳やチーズ、豚肉なども、「陰」の力を補ってくれます。また、栄養豊富な卵もおすすめ。「陰」を補いながら精神状態も穏やかにするので、気持ちが不安定になりやすいとき助けになるでしょう。

いっぽう、更年期以降に冷えやむくみ、足腰のだるさに悩む人も。これは、加齢による「腎陽《じんよう》」の衰え。このタイプには、羊肉、クルミ、エビがおすすめです。更年期は体調が揺らぎやすいので、自身の状態に合わせて食材を工夫するのが重要です。

さらに、更年期には、多汗、頻尿《ひんにょう》など「漏《も》れ」の症状も目立ちます。漏れを止めるのは酸味と渋味。中華菓子に使う蓮《はす》の実なども、漏れ止め作用が期待できます。更年期の不調は急激なホルモン変化によるもの。薬膳の知恵で、加齢による変化と上手に付き合いましょう。

おすすめの薬膳レシピ

牡蠣の卵焼き

【材料】（2人分）
・牡蠣　6個
・万能ネギ　4～5本
・卵　2個
・酒　小さじ1/2
・醤油　少々
・サラダ油　小さじ2

【作り方】
❶ 牡蠣は塩水で洗い汚れをとり、片栗粉をまぶす。万能ネギは小口切りにする。
❷ ボウルに卵を割りほぐし、酒、醤油を入れて混ぜ、万能ネギを加える。
❸ フライパンに油を入れて火にかけ、牡蠣の両面を焼く。❷ を回しかけ、オムレツのようにふんわりと焼き上げる。

長イモのガレット

【材料】（作りやすい分量）
・長イモ　200g
・ベーコン　2枚
・片栗粉　大さじ1
・粉チーズ　20g
・塩・コショウ　少々
・オリーブ油　大さじ1

【作り方】
❶ 長イモは皮をむいて3㎝長さの千切りに、ベーコンは細切りにする。
❷ ボウルに❶ と片栗粉、粉チーズ、塩・コショウを入れて混ぜる。
❸ 鍋にオリーブオイルを入れて火にかけ、❷ をカレースプーンで一口大ずつすくい、両面をこんがり焼く。皿に盛り、残りのチーズをかける。

更年期の不調を和らげる工夫

つらい症状にはアロマがおすすめ

嗅覚《きゅうかく》は五感の中で唯一ダイレクトに脳に伝わる感覚。

ホルモン調整にもよい影響を与えることがわかっています。

のぼせや多汗などの症状でお悩みの方は、好きなアロマを携帯するのがおすすめです。

ティッシュやハンカチにアロマの精油を1～2滴垂らして、バッグかポケットに入れます。発汗、動悸が起こりそうなとき、そっと嗅《か》いでください。

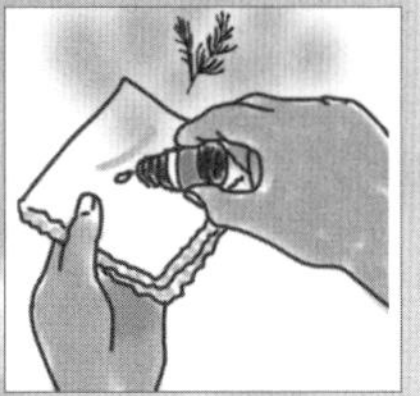

白髪　抜け毛

おすすめの食材

黒豆、黒ゴマ、キクラゲ、ニンジン、ホウレン草、干しブドウ、ピーナッツ、レバー、イカ、タコ

「腎《じん》」を養い「血《けつ》」を補う黒食材

年齢を重ねると、女性は肌の老化が気になってきます。でも、見た目を老けさせるのは肌だけではありません。たとえば髪。男女問わず、年齢が進むと髪のハリ・コシ・ツヤがなくなり、パサついてボリュームがなくなります。毛髪の状態は、見た目年齢を大きく左右します。

「更年期障害」のパートでお話しした「腎」。命の源が宿る大切な場所ですが、「腎」の若さは髪に現れるとされています。また、「腎」は歯、骨、腰や膝《ひざ》とも関連が深く、老化が始まるとこれらが一気に弱ってきます。髪の毛はお手入れや白髪染めでなんとかなりそうですが、その裏には、もっと深刻な骨や歯、腰や膝の老化が潜んでいる！　いち早く、若さを保つケアをスタートしたいですね。

「最近、白髪や抜け毛が増えたな…」と思ったら、ぜひ薬膳を取り入れてください。意識してとりたいのは黒い色の食材です。五行《ごぎょう》説に則った東洋医学では、五臓に5つの色を配当しています。「腎」の色は黒。そのため黒い色の食べ物は「腎」の働きを補うと考えられているのです。また、黒い食材には、「血」を補う作用があるものが多いのも特徴。東洋医学では、髪は血余《けつよ》（「血」の余り）といわれ、白髪や抜け毛は「血」の不足によって進行するとされるので、黒食材には美髪効果があるのです。

髪の老化が気になる方におすすめしたい食材は黒ゴマ。ゴマは潤いを補って乾燥を防ぐ食材ですが、なかでも黒ゴマは、「血」の不足を補う性質があり白髪にいい食材とされています。ただし、ゴマは硬い皮に包まれているので、薬膳効果を得たいなら、すりゴマか練りゴマにすることが大切です。

黒豆、黒キクラゲもエイジングケアにとりたい黒食材。いずれも乾物でストックできますから、買い置きしてこまめに食べましょう。

おすすめの薬膳レシピ

黒豆と桜エビのご飯

【材料】（作りやすい分量）
・米　2カップ
・炒り黒豆　10g
・桜エビ　20g
・ショウガ　1片
・酒　大さじ1
・塩　小さじ1
・だし昆布　5cm

【作り方】
❶ 米は研ぎ、ざるに上げておく。ショウガは千切りにする。
❷ 炊飯器にすべての材料を入れ、通常の水加減で炊く。

黒ゴマシナモントースト

【材料】（2人分）
・黒練りゴマ　大さじ3
・はちみつ　大さじ1
・塩　ひとつまみ
・食パン　2枚
・バター　適量
・シナモンパウダー　小さじ1

【作り方】
❶ 黒練りゴマ、はちみつ、塩を合わせてよく混ぜる。
❷ 食パンにバター、❶を塗り、シナモンパウダーをかけてこんがり焼く。

白髪、抜け毛に効果のあるツボ

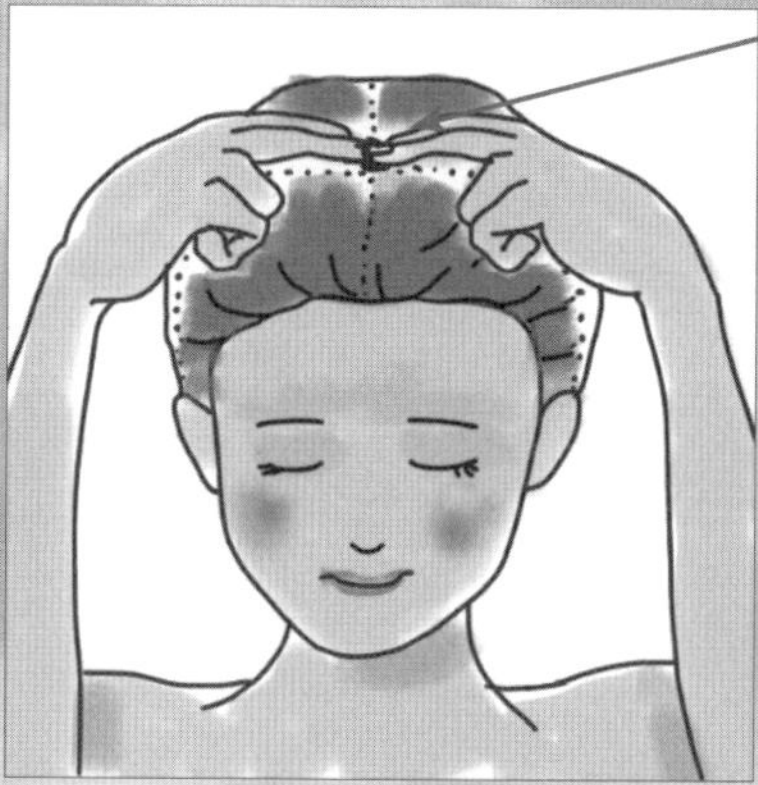

百会【ひゃくえ】

左右の耳の中心と、正中線（顔の左右真ん中の線）が交わる頭頂部の中心。

〈ケアのコツ〉
左右の中指を重ねてツボにあて、骨に向かって気持ちのいい強さで押す。洗髪の際、百会を中心に頭皮全体をほぐして。

肌の老化

おすすめの食材

ナス、トマト、キュウリ、ズッキーニ、キクラゲ、レンコン、山イモ、モモ、サバ、はちみつ

肌老化対策の基本は「胃」の健康にあり

「更年期の不調」で出てきた「女性は7の倍数…」の話。中医学の古典『黄帝内経《こうていだいけい》』には、ほかにも興味深い記載があります。それは「(女子は)35歳で陽明経絡《ようめいけいらく》が衰えだす」というもの。

経絡とは、鍼灸《しんきゅう》で用いるツボが分布する線路のようなラインのことで、陽明経絡はズバリ！　顔を通っているのです。これは、ほうれい線の発現に大いに関連していると、私は常々思ってきました。30代になると、小鼻の脇にほうれい線のスタートラインが小さく現れる。そして、30代半ばから、それが下へ下へと伸びてくるのです。

陽明経絡は、「胃」と「大腸」につながる経絡。シワ対策に有効なのは、何より消化機能を丈夫に保ち、食べたものが皮膚に行きわたるようにすることです。消化機能を助ける食材はいろいろありますが、パワーが強いのは、鶏肉、牛肉、イワシ、タラなど動物性の食材です。特に青魚のサバは、「胃」のほかに、皮膚と関連の深い「肺」に作用するとされる食材。血液をサラサラにするDHA、EPAや、美肌に不可欠なビタミン類が豊富なので、栄養学的にも美容効果を期待できます。

シワと並んで気になるのがシミ。紫外線やホルモンの関係で出る色素沈着ですが、東洋医学では「血」が滞《とどこお》ってできる瘀血《おけつ》の症状のひとつです。夏野菜のナスは、「血」の熱を鎮めて巡りを整える食材。紫色の皮にはシミの原因となる活性酸素を抑えるポリフェノールが含まれます。また、シャキシャキおいしいレンコンも、「血」の熱を冷まして美肌づくりをサポートする食材。日差しの強い夏のシミ対策に、積極的にとりたいですね。

ハリと透明感は美肌の2大条件。スキンケアと合わせて薬膳でのインナーケアを行えば、いくつになっても自信の美肌を保てるでしょう。

おすすめの薬膳レシピ

サバとナスのトマトパスタ

【材料】（2人分）

・サバの水煮缶　1缶
・カットトマト（缶詰）　300g
・ニンニク　1片
・塩　小さじ1/2
・粉チーズ　適量
・ナス　1個
・ブラックオリーブ（種なし）　50g
・オリーブ油　大さじ2
・パスタ　160g

【作り方】

❶ナスは2cm角にカットして水にさらす。ニンニクはみじん切りに。
❷フライパンにオリーブ油とニンニクを入れて火にかけ、香りがたったらナスを加えて炒める。サバの水煮缶（汁も）、カットトマト、オリーブ、塩を加えて汁気がなくなるまで煮る。
❸パスタを規定時間ゆで、❷のソースと粉チーズをからめる。

肌の老化に効果のあるツボ

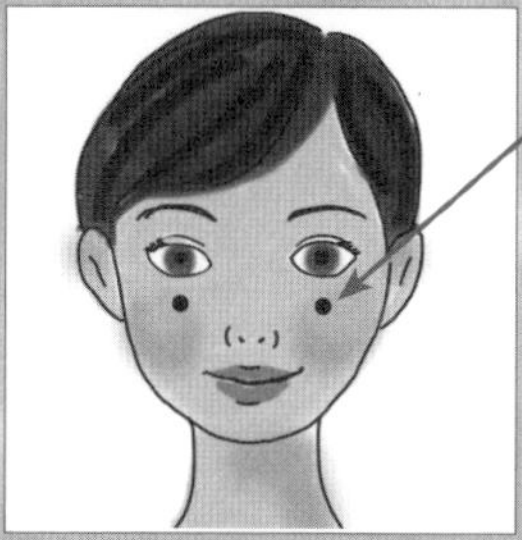

四白【しはく】

黒目の中心の真下で、骨の縁の少し下。
骨がわずかにへこんでいるところ。

〈ケアのコツ〉
骨に向かって気持ちのいい強さで押す。

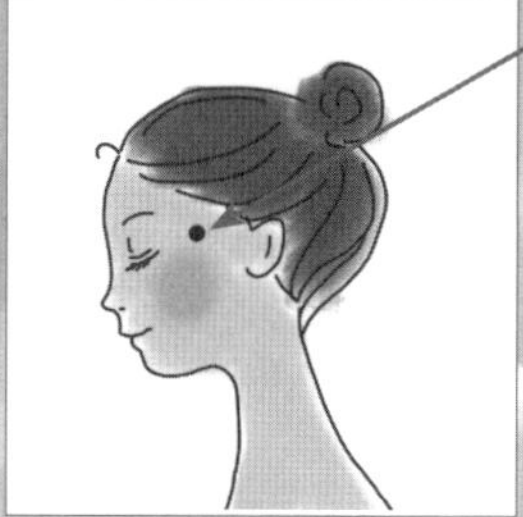

太陽【たいよう】

眉尻と目尻を結んだ線の中央から少し外側。
こめかみの少し下にあるくぼみ。

〈ケアのコツ〉
左右の中指をツボにあて、フェイスラインを引き上げるように刺激。

おすすめの食材

ハトムギ、トウモロコシ、小豆《あずき》、大豆《だいず》、セロリ、トマト、ズッキーニ、豆腐、緑豆

ニキビ

ポツポツ、ジュクジュクにはハトムギを

若い年代の肌悩みといえば、何といってもニキビです。ニキビは、皮膚の常在菌のひとつであるアクネ菌が繁殖して起こす炎症トラブル。常在菌は常に皮膚に存在する菌ですが、毛穴の詰まり、過剰な皮脂、皮膚のバリア機能の低下などによって繁殖し、ニキビを引き起こします。

ニキビは皮膚の病気ですから、ひどいときは皮膚科で治療してもらうのが一番。じつは、ニキビやイボなど、ポツポツ、ジュクジュクとした皮膚トラブルがあるとき、よく処方されるお薬があります。それは「ヨクイニン」という薬です。

ヨクイニンは、漢方薬にも配合される生薬。漢字では「薏苡仁」と書きます。難しい漢字ですが、じつはこれ、お茶や雑穀としておなじみの「ハトムギ」なのです。

ハトムギは、水分代謝をよくして余分な水を取り除く性質のある薬膳食材。皮膚と関連のある五臓の「肺《はい》」に働きかけます。炎症の熱をとり、膿《うみ》を出してくれるので、赤みを帯びて痛い吹き出物や、ジュクジュクと膿をもつニキビにおすすめです。皮膚トラブルが気になる方は、ご飯にハトムギを混ぜて炊いたり、水分補給にハトムギ茶を飲んだりすると内側からのスキンケアになります。

ハトムギは、ゆでて冷凍しておくと食材として料理にも入れられます。痛いニキビがあるなら、熱を鎮めてくれるトマトやセロリなどの野菜といっしょにサラダやスープにするのが効果的。ハンバーグや肉団子など、ひき肉料理のタネに混ぜ込んでもおいしくいただけます。

ニキビを予防するには、皮膚や粘膜を丈夫にするβ《ベータ》カロテンやビタミンB群が不足しないようにすることも大切です。糖質や脂質に偏らず、野菜類をしっかりとり、ニキビのできにくい肌状態を目指してください。

おすすめの薬膳レシピ

ハトムギ入りミネストローネ

【材料】（2人分）
・ハトムギ　20g
・タマネギ　1/2個
・セロリ　1/4本
・ニンジン　50g
・トマト　1個
・オリーブ油　小さじ1
・ローリエ（月桂樹の葉）　1枚
・塩・コショウ　少々

【作り方】
❶ハトムギはよく洗い、たっぷりの水でやわらかくなるまで煮る。
❷タマネギ、セロリ、ニンジンは粗いみじん切りに。トマトはヘタをとって1cm角に切る。
❸鍋にオリーブ油を入れて火にかけ、❷を炒める。
❹❶、❸を合わせ、ローリエを入れて煮込み、塩・コショウで味を調える。

ハトムギと豆のサラダ

【材料】（2人分）
・ハトムギ　60g
・サラダ用ミックスビーンズ　100g
・ハム　2枚
〈ドレッシング〉
・塩　小さじ1/2
・オリーブ油　大さじ2
・レモン汁　大さじ1
・はちみつ　小さじ1/2
・黒コショウ　少々

【作り方】
❶ハトムギはたっぷりの水で、やわらかくなるまで煮る。ハムは1cm角に切る。
❷ボウルに〈ドレッシング〉の材料を入れてよく混ぜ合わせる。❶とミックスビーンズを加えて和える。

ニキビや湿疹に効果のあるツボ

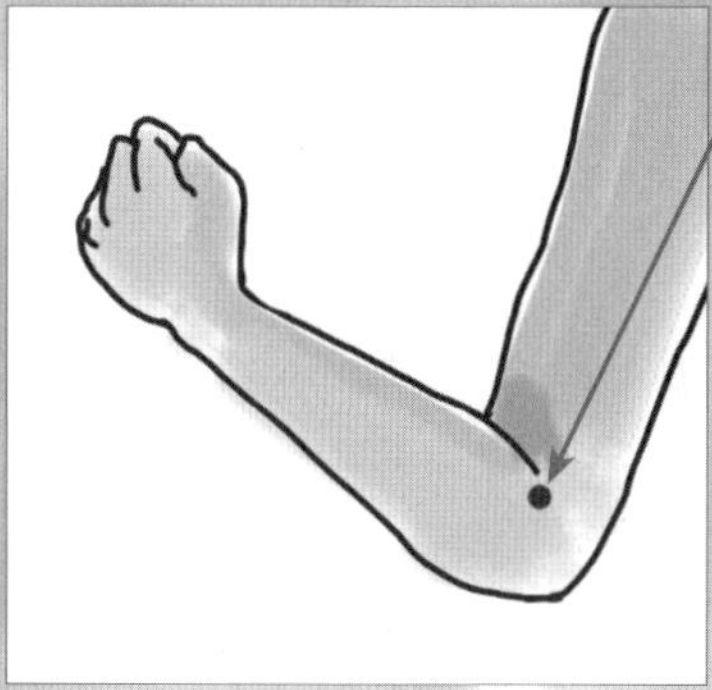

曲池【きょくち】

ひじを深く曲げてできるシワの線の、親指側の先端。

〈ケアのコツ〉
親指をツボにあて、骨に向かってジワーッと押す。電車の移動時間やテレビを見ながら、こまめに刺激して。

薬膳食材早見表

日々の食卓にのぼる食材にはどんな性質・特徴があり、どんな症状に効果があるのかを表にまとめました。薬膳生活の実践に、お役立てください。

＊五気・六味については18～19ページでくわしく解説していますので、ご参照ください。

野菜・豆類・きのこ類・香辛料

食材名	五　気	六　味	適　応
小豆《あずき》	平	甘・酸	むくみ、尿の出が悪い、化膿《かのう》症
アスパラガス	微温	甘・苦	口が苦い、胃痛、鼻血、不正出血
アロエ	寒	苦	便秘、消化不良、皮膚病
インゲン	平（微温）	甘	消化機能の虚弱、むくみ、嘔吐《おうと》、下痢
ウド	微温	辛・苦	足腰の痛み、だるさ、冷え・湿気による関節痛、むくみ
エンドウ豆	平	甘	消化不良、消化機能の低下、吐き気、下痢、吹き出物、足の攣《つ》り
大葉（シソ）	温	辛	寒気のするかぜ、冷え、花粉症、ストレス、生魚の毒消し
オクラ	涼	辛・苦	疲労、食欲不振、おなかの張り、便秘
カブ	平	辛・甘・苦	消化不良、おなかの張り、高血糖
カボチャ	温	甘	消化機能の低下、消化不良、便秘、食欲不振、吐き気
カラシ菜	温	辛	咳《せき》、喘息《ぜんそく》、胸のつかえ、冷えによる腹痛、のどの痛み
菊の花	涼	辛・甘・苦	熱っぽいかぜ、目の充血、頭痛、めまい
キクラゲ	平	甘	血行不良、熱による炎症、口渇、咳《せき》、便秘
キャベツ	平	甘	消化機能の疲れ、健忘《けんぼう》、耳が遠い、足に力が入らない

キュウリ	涼	甘	熱、口渇、むくみ、皮膚の乾燥
黒豆	平	甘	尿の出が悪い、「血《けつ》」の停滞・不足、吹き出物、月経不順
コショウ	熱	辛	おなかの冷え、冷えによる腹痛、嘔吐《おうと》、下痢、食欲不振
コマツナ	平	辛・甘	喘息《ぜんそく》、咳《せき》、便秘
里イモ	平	辛・甘	痰《たん》が多い、リンパの停滞、血便、下痢
山椒《さんしょう》	温（熱）	辛	冷え性、冷えによる腹痛、月経痛、おなかの寄生虫
シイタケ	平	甘	消化機能の虚弱
シナモン	大熱	辛・甘	冷え性、冷えによる消化機能の低下、月経痛、月経不順
ジャガイモ	平	甘	消化機能の虚弱、消化不良、吐き気、嘔吐《おうと》、胃痛、便秘
ジャスミン茶	温	甘・苦・辛	下痢、腹痛、ストレス
春菊	平	辛・甘	熱性の咳《せき》と痰《たん》、便秘、尿の出が悪い
ショウガ	温	辛	寒気のするかぜ、冷え、嘔吐《おうと》、生魚の毒消し
白キクラゲ	平	甘・淡	空咳《からせき》、肌の乾燥
ズッキーニ	寒	甘	発熱、口渇、空咳《からせき》、むくみ、おなかの張り、排尿痛、尿の出が悪い
セロリ	涼	甘・辛	発熱、咳《せき》、イライラ、めまい、のぼせ、便秘
ソラ豆	平	甘	消化機能の低下、食欲不振、むくみ、おなかの張り
ダイコン	涼・辛	辛・甘	消化不良、食べ過ぎ、おなかの張り、咳《せき》
大豆《だいず》	平	甘	消化機能の低下、おなかの張り、下痢
タケノコ	寒	甘・微苦	痰《たん》の多い咳《せき》、胸のつかえ、便秘
タマネギ	温	辛・甘	消化機能の低下、消化不良、おなかの張り、下痢

茶葉	涼	苦・甘	発熱の頭痛、消化不良、むくみ、 尿の出が悪い、めまい、イライラ、口渇
チンゲンサイ	涼	辛・甘	血行不良、熱、乳腺炎《にゅうせんえん》
唐辛子	熱	辛	冷え性、おなかの冷え、食欲不振
冬瓜《とうがん》	涼	甘・淡	尿の出が悪い、むくみ、下痢、暑気あたり
トウモロコシ	平	甘	疲れ、むくみ、尿の出が悪い、消化不良
トマト	涼	甘・酸	熱、渇き、消化不良、食欲不振、高血圧
長イモ	平	甘	消化機能の虚弱、食欲不振、咳《せき》、喘息《ぜんそく》、 生殖機能の低下、尿漏《も》れ、おりもの
長ネギ	温	辛	寒気のするかぜ、冷え、冷えによる腹痛
ナス	涼	甘	血行不良、熱による炎症、むくみ、 食欲不振、おなかの張り
苦瓜《にがうり》（ゴーヤ）	寒	苦	暑気あたり、目の充血、熱っぽいイライラ
ニラ	温	辛	冷え性、冷えによる腹痛
ニンジン	平（微温）	甘・微苦	貧血、夜盲症《やもうしょう》、目のしょぼつき、 消化機能の虚弱、咳《せき》
ニンニク	温	辛・甘	食欲不振、消化不良、炎症、 おなかの寄生虫、かぜ
白菜	平（涼）	甘	イライラ、尿の出が悪い、消化不良、 熱っぽい咳《せき》、便秘、高血糖
パクチー（香菜）	温	辛	消化不良、おなかの張り
薄荷《はっか》（ミント）	涼	辛	熱っぽいかぜや頭痛、目の充血、 イライラ、胸・脇の張り
ブロッコリー	平	甘	消化機能の虚弱、疲れ、耳鳴り、健忘《けんぼう》、 発育が遅い
ホウレン草	涼	甘	貧血の立ちくらみ、頭痛、目の充血、 痔《じ》の出血、便秘
三つ葉	温	辛	寒気のするかぜ、冷え、 咳《せき》、痰《たん》、かゆみ、歯痛

ミョウガ	温	辛	寒気のするかぜ、冷え、ストレス、できもの、食欲不振
百合根《ゆりね》	涼	甘・微苦	咳《せき》(空咳《からせき》)、動悸《どうき》、不眠、夢が多い
ヨモギ	温	辛・苦	血行不良、月経不順、月経痛、冷え性、冷えによる腹痛、血便、痔《じ》
ラッキョウ	温	辛・苦	おなかの冷え、冷えによる腹痛、消化不良、下痢、喘息《ぜんそく》
レンコン	寒	甘	消化機能の低下、血行不良、肌の乾燥、熱による渇き
緑豆《りょくとう》	寒	甘	熱、暑気あたり、むくみ、尿の出が悪い

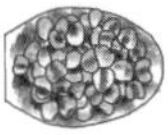

穀　類

食材名	五　気	六　味	適　応
粟《あわ》	涼	甘・鹹《かん》	消化不良、嘔吐《おうと》、下痢、高血糖、尿の出が悪い
オートミール	平	甘	食欲低下、便秘
大麦	涼(平)	甘・鹹《かん》	消化不良、おなかの張り、高血糖、むくみ、尿の出が悪い
黍《きび》	平	甘	咳《せき》、げっぷ、高血糖
麹《こうじ》	温	辛・甘	消化機能の低下、消化不良、下痢
小麦	涼	甘	イライラ、不眠、情緒不安定、下痢
米	平	甘	消化機能の虚弱、食欲不振、疲れ
ソバ	涼	甘	消化不良、おなかの張り、おりもの
ハトムギ	涼	甘・淡	むくみ、尿の出が悪い、消化機能の低下、イボ、皮膚化膿症《ひふかのうしょう》
もち米	温	甘	消化機能の虚弱、疲れ、食欲不振、下痢、頻尿《ひんにょう》、多汗

果物・ナッツ類

食材名	五 気	六 味	適 応
イチゴ	涼（平）	甘・酸	空咳《からせき》、のどの痛み、声がかすれる、寝汗、微熱、食欲不振、排尿痛、歯茎の出血
イチジク	平	甘	便秘、下痢、食欲不振、咳《せき》、痰《たん》、声がれ、痔《じ》の腫《は》れ
オレンジ	涼	甘・酸	消化不良、食欲不振、のどの渇き、空咳《からせき》、二日酔い
柿	寒	甘・渋	咳《せき》、口渇、口内炎、便秘
キウイフルーツ	寒	甘・酸	熱、渇き、胃もたれ、痔《じ》、尿の出が悪い
杏仁《きょうにん》（甜杏仁《てんきょうにん》）	平	甘	咳《せき》、喘息《ぜんそく》、のどの乾燥、便秘、痔《じ》
金柑《きんかん》	温	辛・甘	ストレスによる「気」の停滞、痰《たん》が多い、咳《せき》、二日酔い
銀杏《ぎんなん》	平	甘・苦・渋	咳《せき》、喘息《ぜんそく》、のどの乾燥、便秘
クコの実	平	甘	加齢による足腰の弱り、めまい、耳鳴り、視力低下、呼吸機能虚弱の咳《せき》
栗《くり》	温	甘	消化機能の低下、疲れ、腹部の冷え、下痢、喘息《ぜんそく》、頻尿《ひんにょう》
クルミ	温（熱）	甘	老化による腰・膝《ひざ》の弱り、めまい、頻尿《ひんにょう》、虚弱タイプの咳《せき》、喘息《ぜんそく》、便秘
ゴマ	平	甘	黒ゴマ：加齢によるめまい、白髪、便秘、空咳《からせき》 白ゴマ：皮膚の乾燥、便秘
サクランボ	温	甘	食欲不振、疲れ、むくみ、しもやけ、血色の悪さ、皮膚の乾燥
スイカ	寒	甘	暑気あたり、のどの渇き、口内炎、尿が濃い、目の充血

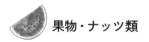

梨	涼	甘・微酸	熱による口渇、咳《せき》、痰《たん》が多い、のどの痛み、便秘
ナツメ	温	甘	消化機能の虚弱、気血の不足、精神不安
パイナップル	平（涼）	甘・微酸	便秘、消化不良、暑気あたり、むくみ、咳《せき》、喘息《ぜんそく》
バナナ	寒	甘	熱、イライラ、口渇、便秘、痔《じ》、咳《せき》
ピーナッツ	平	甘	貧血、むくみ、咳《せき》、便秘、吐き気
ビワ	涼	甘・酸	咳《せき》、痰《たん》がからむ、のどの渇き
ブドウ	平	甘・酸	気血の虚弱、咳《せき》、むくみ、貧血
文旦《ぶんたん》・柚子《ゆず》	寒	甘・酸	消化不良、食欲不振、咳《せき》、喘息《ぜんそく》、飲み過ぎ、痰《たん》が多い
松の実	温	甘	めまい、空咳《からせき》、便秘、乾燥症状
マンゴー	涼	甘・酸	熱、イライラ、吐き気、尿の出が悪い、嘔吐《おうと》
ミカン	温	甘・酸	食欲不振、おなかの張り、嘔吐《おうと》、下痢、痰《たん》が多い、咳《せき》
ミカンの皮	温	辛・苦	湿気によるおなかの張り、ゲップ、吐き気、痰《たん》が多い、食欲不振、便がスッキリ出ない
メロン	寒	甘	暑気あたり、のどの渇き、イライラ、尿が濃い、排尿痛、むくみ、口臭、便秘
モモ	温（平）	甘・酸	疲れ、口渇、便秘、血行不良
ライチ	温	甘・酸	下痢しやすい、口渇、胃痛、げっぷ、貧血
リンゴ	涼	甘・微酸	熱、暑気あたり、慢性の下痢、消化不良、二日酔い
レモン	平	甘	口渇、熱中症、つわり、流産の予防

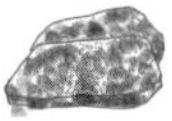

肉類・卵

食材名	五　気	六　味	適　応
鴨肉	涼（平）	甘・鹹《かん》	疲れによる熱感、咳《せき》、むくみ
牛肉	平	甘	消化機能の虚弱、気血不足、足腰の弱り
鹿肉	温	甘	五臓の虚弱、気血の不足による腰背のだるさ、冷え性、やせ、産後の虚弱、乳汁分泌の不足
卵（卵黄）	平	甘	空咳《からせき》、のどの痛み、目の充血、寝汗、不眠、産後の虚弱、乳汁の分泌不足、貧血
卵（卵白）	涼	甘	
鶏肉	温	甘	消化機能の虚弱、やせ、動悸、めまい、産後の乳汁不足、頻尿《ひんにょう》、耳鳴り、喘息《ぜんそく》
馬肉	寒	甘・酸	足腰の弱り、熱性便秘
豚肉	平	甘・鹹《かん》	疲れ、乾燥症状、空咳《からせき》、便秘
豚レバー	温	甘・苦	貧血、血色不良、視力低下、夜《や》盲症《もうしょう》、目の充血、むくみ
羊肉	温	甘	疲れ、おなかの冷え、冷え性、足腰の冷えと痛み

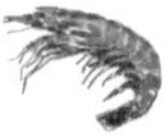

魚介類・海藻類

食材名	五　気	六　味	適　応
アサリ	寒	甘・鹹《かん》	痰《たん》が多い、咳《せき》、口渇、のどの乾燥
アジ	温	甘	おなかの冷え、食欲不振
アワビ	平（温）	甘・鹹《かん》	疲れ、微熱（陰虚《いんきょ》）、不眠、咳《せき》、不正出血、視力低下、乳汁の分泌不足
イカ	平	鹹《かん》	貧血、立ちくらみ、閉経、おりもの、月経の不調
イワシ	温	甘	気血の不足、むくみ
ウナギ	温	甘	疲れ、足腰の弱り、咳《せき》、貧血

エビ	温	甘	腰・膝《ひざ》の弱り、冷え性、乳汁の分泌不足
海藻(ワカメなど)	寒	鹹《かん》	リンパの停滞、むくみ
牡蠣《かき》	平(涼)	甘・鹹《かん》	疲れ、不眠、精神不安(陰虚《いんきょ》)
カツオ	平	甘	老化による体力低下、むくみ、食欲不振
カニ	寒	鹹《かん》	熱、「血《けつ》」の滞《とどこお》り
クラゲ	平	鹹《かん》	痰《たん》が多い、喘息《ぜんそく》、便秘、リンパの停滞
鯉《こい》	平	甘	むくみ、おなかの張り、流産の予防、母乳の出が悪い
昆布	寒	鹹《かん》	リンパの停滞、むくみ、ゲップ
鮭《さけ》	温	甘	おなかの冷え、胃痛、食欲不振、気血の不足
サバ	平	甘	呼吸機能低下の咳《せき》、むくみ、おなかの張り、食欲不振
シジミ	寒	甘・鹹《かん》	熱、口渇、咳《せき》、喘息《ぜんそく》、肝機能低下
白魚《しらうお》	平	甘	消化不良、むくみ、おなかの張り、空咳《からせき》
スズキ	平(温)	甘	消化機能の虚弱、やせ、吐き気、嘔吐《おうと》、むくみ
スッポン	平	甘	微熱(陰虚《いんきょ》)、不正出血、慢性の下痢
タコ	寒	甘・鹹《かん》	気血の虚弱、疲れ
太刀魚《たちうお》	温	甘・鹹《かん》	慢性の疲れ、食欲不振、皮膚の乾燥、かゆみ
タラ	平(温)	鹹《かん》	気血の不足
海苔《のり》	寒	甘・鹹《かん》	リンパの停滞、むくみ、不眠、皮膚病
はまぐり	寒	甘・鹹《かん》	むくみ、痰《たん》が多い、咳《せき》、痔《じ》
ハモ	寒	甘	消化機能の低下、むくみ、痔《じ》
フグ	温	甘	むくみ、痔《じ》、皮膚病
ホタテ貝	平	甘・鹹《かん》	めまい、のどの乾燥、咳《せき》、消化機能の虚弱、疲れ
ムール貝	温	鹹《かん》	めまい、寝汗、不正出血、微熱(陰虚《いんきょ》)

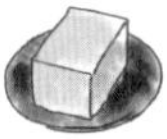

その他（乳製品・加工食品・調味料など）

食材名	五　気	六　味	適　応
おから	涼	甘	熱による炎症、血便、消化機能の低下
牛乳	平（温）	甘	気血の虚弱、めまい、視力低下、精神的な疲れ、無気力、便秘
こんにゃく	寒	辛・甘	熱、便秘、高血糖
チーズ	平	甘・酸	微熱（陰虚《いんきょ》）、便秘、皮膚病
豆乳	平	甘	咳《せき》、喘息《ぜんそく》、のどの乾燥、便秘、尿の出が悪い
豆腐	寒	甘	熱、渇き、体力低下、熱っぽい咳《せき》、便秘、むくみ、高血糖
黒砂糖	温	甘	おなかの冷え、冷えによる腹痛、月経不順、産後の腹痛
酒	温	辛・甘・苦	気血の停滞、冷えによる痛み、筋肉の痙攣《けいれん》
酢	温	酸・苦	血行不良、食中毒、おなかの寄生虫
はちみつ	平	甘	消化機能の疲れ、消食、胃痛、便秘、慢性の咳《せき》、空咳《からせき》、便秘、各種の痛み

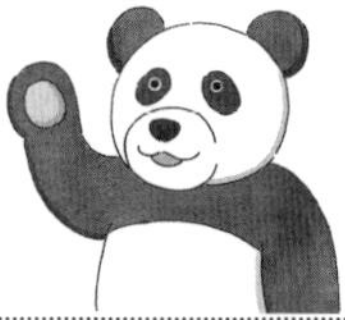

参考文献

『実用中医学』（辰巳　洋／源草社）
『実用中医薬膳学』（辰巳　洋／東洋学術出版社）
『薬膳素材辞典 健康に役立つ食薬の知識』（辰巳 洋 主編／源草社）
『基本としくみがよくわかる 東洋医学の教科書』（平馬直樹 他／ナツメ社）
『からだのための食材大全』（池上 文雄 他監修／NHK 出版）
『漢方用語大辞典』（創医会学術部 主編／燎原）

おわりに

心も体も、ゆるやかに。

この本の出版のお話をいただいたのは、新型コロナウイルスが猛威を振るうころ。まさに世界中が、新しい病と闘っているときでした。「自分の体は自分で守らなければ」という思いを多くの人が抱くなか、私自身も「命とは」「健康とは」と考えさせられる日々でした。そんなタイミングで、この本をつくるきっかけをいただいたことは、私にとって非常に大きな出来事でした。この本を選び、手にとってくださった読者のみなさま、心から感謝いたします。

この本では薬膳と養生《ようじょう》についてくわしく解説してきました。でも、じつは私自身、そこまで完璧にはできていません。だって「薬膳生活」は一生モノ。完璧なんて一生は続かないですからね。厳しさは禁物。心も体も、ゆるやかに、お一人お一人が自分らしい「薬膳生活」を見つけてください。その際はぜひ、この本を、長い人生の相棒にしていただけたらと思います。

最後に、出版を担当してくださった（株）法研の岡　日出夫様、編集に大きなご尽力をいただいたオフィスミィの橋詰恵美様、森　貴美様、美しいイラストをたくさん描いてくださった今井夏子様、心より感謝申し上げます。ありがとうございました。

みなさまの健やかな毎日を願って。

2021年　秋

岡尾　知子

●著者

岡尾 知子（おかお ともこ）

国際薬膳師、国際中医師、はり師・きゅう師。美容・健康エディターとして長年、出版の世界で仕事をするなか、東洋医学に関心を持つ。本草薬膳学院で薬膳と中医薬を学び、東洋鍼灸専門学校で鍼灸の専門教育を受ける。鍼灸師として臨床にあたりながら、「ロータス薬膳教室」を主宰。雑誌、WEB、ラジオなどで、東洋医学や薬膳を中心にした健康情報を発信する。

〈ホームページ〉「岡尾知子の薬膳ノート」「ロータス薬膳教室」

●装丁　クリエイティブ・コンセプト
●イラストレーター　今井夏子
●本文デザイン・カット　あしか祭り
●編集協力・DTP　オフィスミィ

はじめての薬膳生活

～ 心と体を元気にする食べ方・暮らし方 ～

令和3年11月24日　第1刷発行

著　者　岡尾　知子
発行者　東島　俊一
発行所　株式会社 法研

〒104-8104　東京都中央区銀座1-10-1
電話 03(3562)3611（代表）
http://www.sociohealth.co.jp

印刷・製本　研友社印刷株式会社

0103

ISBN 978-4-86513-857-3　定価はカバーに表示してあります。